Bente-Ingrid Bruun

Helbredsskadelige
bestrålinger

Forebyg Nu!

Tidligere udgivet:

Viljens Kraft
Forlaget Klitrose, 1998
ISBN: 87-7728-110-1

De trådløse samfund - Myter & Fakta
Forlaget Books on Demand GmbH, København, 2009
ISBN: 87-7691-443-1

Forlag: Books on Demand GmbH, København, Danmark
Fremstilling: Books on Demand GmbH, Norderstedt, Tyskland
Layout og cover ved Peter Bruun.
ISBN 978-87-7691-771-5

Advarselsmærket vedrørende elektromagnetiske felter på
forsiden er trykt med tilladelse fra Prento.
http://www.prento.dk

Forbudsmærkerne på side 3 er trykt med tilladelse fra
http://www.fantasy-stickers.dk.

Indholdsfortegnelse

Rygning er ikke en privat sag

Passiv rygning er helbredsskadelig

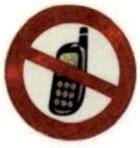

Mobiltelefoni er ikke en privat sag

Passiv bestråling er helbredsskadelig

Sæt faremærkning på trådløse produkter!

Hvorfor denne bog?

Fordi det er nødvendigt at skrive om den stigende *trådløse forurening,* der allerede forringer mange menneskers helbred med hovedpine, søvnbesvær, nedsat frugtbarhed samt dårlig koncentration og opmærksomhed. Også dyr bliver syge, sterile, tér sig på mærkelig vis eller forsvinder. Brevduer og bier kommer ikke længere hjem, og spurve forsvinder i byer med mange mobilsendere. Selv planter og træer får fysiske skader (1). Vi er nødt til at tale åbent om bivirkninger eller helbredsskader *(*adverse health effects) ved mikrobølgesignaler med 2,1GHz og 2,4GHz.

Det er også nødvendigt at skrive om, at danske forskere og professorer som *Christoffer Johansen* og *Jørn Olsen,* der er konsulenter i Sundhedsstyrelsen, har deltaget i et manipuleret Interphone studie betalt af teleindustrien og EU, og at de igen misinformerer om en sundhedsrisiko.
Tidens børn og unge er nemlig storforbrugere af trådløse produkter. De er mere sårbare end voksne, men på grund af ovennævnte forskningsskabte *"no risk" myte,* tror de, at deres trådløse forbrug er ufarligt. De ved ikke, at WHO og Sundhedsstyrelsen har frasorteret dokumenteret viden om biologiske skadevirkninger ved bestrålinger, så udbygningen af trådløse globale markeder og samfund kan fortsætte uforstyrret. Lige nu storsælges trådløse bredbåndsforbindelser til internettet. Mona Nilsson taler om miljö- og hälsoskandal (4).

Der er alt for mange *ubesvarede spørgsmål*:

- Hvorfor kan teleindustrien ikke få forsikret deres trådløse produkter?
- Hvorfor fraråder WHO nedsættelse af forældede grænseværdier?

- Hvorfor findes der kun grænseværdier for signalstyrken og ikke for mere farlige modulerede og pulserende signalkvaliteter?

- Hvorfor interesserer Sundhedsstyrelsen sig kun for magnetfelter (EMF) ved sende- og antennemaster og ikke for mikrobølgesignaler (EMR)?

- Hvorfor blev resultater af ovennævnte Interphone studier om en kræftrisiko ved mobilbrug tilbageholdt i 4 år?

- Hvorfor formidlede pressen ganske ukritisk Christoffer Johansens version, selvom seriøse videnskabelige analyser af studierne påviser en reel kræftrisiko (4) (5)? (Elektroingeniør L. Lloyd Morgan har krævet resultaterne trukket tilbage (6)).

- Hvorfor tilsidesætter WHO og Sundhedsstyrelsen eksperters appeller og advarsler om en trådløs fare, og hvorfor undlades beskyttelse af børn, gravide og andre sårbare grupper?

I lande som Rusland, Østrig (Salzburg), Tyskland og Frankrig handler politikere og myndigheder forebyggende ud fra et sikkerhedsprincip. Grænseværdier er sat ned, og trådløse netværk er lukket på biblioteker i Paris (7). Selvom et stort flertal i EU Parlamentet i september 2008 opfordrede til informationskampagner om begrænset brug af mobiler hos børn, skete der stort set ikke noget i Danmark (8). Desværre har EU Parlamentet ikke magt til at føre resolutioner ud i livet, for det er op til det enkelte medlemsland, om det vil følge op.

I Danmark købte børn og unge først tale- og tekstmobiler, der fungerer med radiofrekvente signaler fra mastesendere med 2G/GSM (Global System for Mobile communication). Herefter købte de billedmobiler, der bruger modulerede og pulserende signaler fra 3G/UMTS (Universal Mobile Telephony System), og 3Gmobilnettet blev udbygget fra 2004 til 2008.

Nu er tiden kommet til *internetmobilen*. Med trådløse mobile bredbånd kan smartphones og bærbare computere kobles trådløst på internettet, og det benytter mange børn og unge sig af. Så ud over de udendørs 2G og 3G sendere bestråles vi nu også fra indendørs sendere som WiFi routere eller hotspots. Der kan tjenes rigtig mange penge på trådløs teknik og trådløs datatransmission, og der er kamp om kunderne med slagord som: "Rør ved mig". "Vær altid online". "Surf på nettet". "Bliv underholdt - når som helst og hvor som helst". "Kom og vær "På" - på jobbet, på skolen og på farten".

Med touch skærme er mobilen forvandlet til en legeplads for både børn og voksne, og teleselskaberne tilbyder "gratis" gaver, når der tegnes et mobilt bredbåndsabonnement. "Få alt hvad du peger på" – og mere til…

Selvom et mikrobølgesyndrom har været kendt i mange år, er det tilladt at bestråle os alle i stigende grad med menneskeskabte *mikrobølgesignaler* fra WiFi (Wireless Fidelity) eller Turbo3G, der er opgraderede 3Gsendere. Det forties, at mikrobølger med 2,1 eller 2,4GHz signaler går gennem både vægge og kroppe. Et stigende antal børn får ADHD, hjernekræft og leukæmi, og der kommer flere og flere kræftophobninger ved mastesendere i udlandet (9).

Prisen på langt sigt er uoverskuelig.

Der hersker en finansiel kynisme bag udbygningen af trådløse markeder, hvor alt for høje grænseværdier sikrer teleindustrien imod produktansvarlighed.

Der tales om "sikre" grænseværdier, men det passer ikke, at de EU vedtagne standarder beskytter befolkningen, for der findes ikke sikre grænseværdier for mikrobølger, og grænseværdier tager kun højde for en akut vandopvarmning i celler. De nuværende grænseværdier blev fastsat af tekniske eksperter i ICNIRP (International Commisson on Non-Ionizing Radiation Protection) i 1998, og de er ikke ændret siden 1984.

Det forties, at der findes andre strålekommissioner, der har fastsat lavere standarder, og professor Yuri Grigoriev, der er formand for den russiske strålebeskyttelseskommision (RCNIRP) advarer kraftigt imod trådløse følgevirkninger.

ICNIRP´s tekniske standarder tager ikke hensyn til, at mennesker er levende bio-elektromagnetiske væsener, og at biologiske processer styres af elektriske og elektromagnetiske signaler (10). Det forties, at der er livsvigtige ion-pumper eller generatorer i celler hos mennesker, dyr og planter, og at disse ion-pumper forstyrres af radio- og mikrobølger (11).

Som tidligere nævnt købes forskere til at producere "no risk" myter. Magtfulde finansielle myndigheder bestemmer, hvad der skal forskes i, hvilke design og metoder der skal anvendes, hvordan resultaterne skal tolkes, hvilke resultater der skal tilbageholdes, og hvilken forskning som ikke skal gentages. Der *manipuleres* på mange måder, og det kan ikke altid skjules. Allerede i 1975 dokumenterede f.eks. amerikaneren Allan Frey gennem dyreforsøg, at pulserende mikrobølger kunne bryde en vigtig blod-hjerne barriere samt fremkalde hjerte arytmi, og da engangsresultater ikke tages alvorligt, fik han forbud mod opfølgende forskning.

I 1998 gentog den svenske neurokirurg Leif Salford hans dyreforsøg, og resultaterne blev bekræftet. Beskyttelsesbarrieren holdt ikke, så stoffer kunne overføres fra blod til hjernen ved endog lav bestråling. Også disse resultater blev bagatelliseret, for forskning på dyr har angiveligt ikke relevans for mennesker.

I 2008 bekræftede den franske professor D. Belpomme, ARTAC, at der også findes hjerne- og blodforstyrrelser hos el-overfølsomme mennesker (12). Han meldte ud om nødvendig forebyggelse, og det gør mange andre uafhængige forskere og læger også.

Det er på høje tid med *forebyggelse*.

Men selv om WHO og Sundhedsstyrelsen kender til disse og andre forskningsresultater om biologiske skadevirkninger, så fastholder de påstanden om, at el-overfølsomhed (EHS) er forårsaget af psykosociale årsager, og de anbefaler symptombehandling, der vil give medicinalindustrien gode indtægter. Sundhedsmyndighederne bliver mere og mere utroværdige.

Allerede i 1980`erne fandt den svenske læge Olle Johansson på Karolinska Institutet hud reaktioner som Screen Dermatitis hos brugere af gamle skadelige computerskærme, og han har siden fastholdt, at el-overfølsomhed er et alvorligt funktionsnedsættende handikap (13). Den russiske forsker Igor Belyaev har også dokumenteret på Stockholms Universitet, at selv svage mikrobølger hæmmer et genetisk reparationsforløb i menneskelige stamceller (14). Men begge kom med uønskede forskningsresultater, og siden fik de frataget deres bevillinger!

D. 2. april 2009 opfordrede EU parlamentet til anerkendelse af el-overfølsomme som handikappede, så de får lige muligheder og nødvendig beskyttelse. Baggrunden var en lødig BioInitiativ Rapport fra 2007, hvor forskere meldte ud med krav om biologisk baserede grænseværdier med baggrund i ca. 2000 forskningsrapporter (9) (15).
Sundhedsstyrelsen fejede hastigt rapporten af bordet som et "partsindlæg". I Danmark må der ikke sættes spørgsmålstegn ved "no risk" myter, og Sundhedsstyrelsen udsender løbende beroligende *misinformationer* om trådløse sundhedsrisici. Der tales åbent om propaganda, og det er i hvert fald ikke sandt, at pulseret og moduleret mikrobølgebestråling er ufarlig.

Hele døgnet udsættes omkring 4 milliarder mennesker jorden rundt for et *globalt trådløst eksperiment*, uden at de har givet et informeret samtykke.
Har du sagt "ja" til døgnbestråling fra alskens udendørs trådløse sendere? Har du sagt "ja" til bestråling fra naboers og genboers indendørs WiFi sendere?
De offentliggøres desværre ikke på IT- og Telestyrelsens hjemmeside (16).
I dag ved vi, at røntgen, dvs. ioniserende bestråling, kan være dødelig, og at lavfrekvent trafikstøj er dræbende, men der var engang, hvor røntgen, DDT, asbest og rygning blev vurderet

som ufarligt. Gentager historien sig? Hvem kan vi stole på, og hvilke institutioner er reelt på borgernes side? Hvorfor har Det Europæiske Miljøagentur, der tog BioInitiativ Rapporten alvorligt, ingen magtbeføjelser (17)?

I Danmark er der en dyb fascination af højteknologi, og der forbruges trådløs teknik på livet løs. Lige nu går salget af mobile bredbånds routere, internetmobiler og bærbare computere med indbygget WiFi strygende. Der er fokus på datasikkerhed, teknologiske fordele og etisk brug hos børn, men der tales ikke om et *sikkerhedsprincip* i forhold til mulige trådløse helbredsskader. Vi ved, at kemikalier har en kombinations- eller cocktaileffekt, hvorved de forstærker hinandens virkninger. Der findes også trådløse cocktaileffekter, fordi vi samtidigt bestråles af signaler fra trådløse sendere som GSM, UMTS, DECT, TETRA, WiFi, Wlan og WiMax, der sender med forskellige styrker, frekvenser, modulationer og pulsationer. Hvornår bliver skadevirkninger af trådløse cocktails undersøgt?

Selv om lavfrekvente elektromagnetiske felter (EMF) kan have en positiv effekt og f.eks. fremme helbredelse af knoglebrud, er det veldokumenteret, at højfrekvente elektromagnetiske radio- og mikrobølger eller stråler (EMR) nedbryder helbredet. Derfor er det vigtigt at skelne imellem EMF og EMR, men det sker alt for sjældent.

I 2009 blev der talt åbent om interessekonflikter i WHO, og mere og mere tyder på, at WHO i højere grad varetager medicinal- og teleindustriernes end borgernes interesser. Sådan var det ikke tidligere. Det må være ansvarspådragende, når WHO og Sundhedsstyrelsen *fortier* EMR sundhedsrisici, og Sundhedsstyrelsen har fjernet EMR som en negativ miljøfaktor i publikationerne "Tænk sundhed ind i miljøet" og " Sundhed og trivsel på arbejdspladsen".

I trådløse samfund bliver et stigende antal el-overfølsomme ikke registreret som *miljøofre*. Miljøskadede mennesker registreres i stedet med funktionelle lidelser, dvs. med liaisonpsykiatriske diagnoser. Men miljø- eller civilisationsskader som MultiChemicalSensibility (MCS) og ElectroHyperSensitivity (EHS) er ikke forårsaget af ubevidste psykiske faktorer. Skaderne opstår på grund af menneskeskabte kemikalier og trådløs teknik.

WHO og Sundhedsstyrelsen *svigter* deres forebyggende ansvar, for børn kan ikke beskytte sig selv imod en ukendt trådløs fare. De skal beskyttes imod usynlige og uhørlige helbredsskadelige bestrålinger, og storforbrugende trådløse unge skal informeres om farlige bivirkninger ved trådløst forbrug. Hovedpiner og søvnvanskeligheder kender de allerede. Mastesendere er placeret alt for tæt og lavt ved boliger, skoler og hospitaler, selv om de på grund af nye følsomme teknikker kan placeres længere væk (18). Det har alvorlige sundhedsmæssige konsekvenser (9) (19).

Denne bog er et nødvendigt *informationsmodspil* til sundhedsmyndighedernes massive "no risk" propaganda og et *supplement* til bogen om "De trådløse samfund – Myter & Fakta", hvor professor Yuri Grigorievs advarsel imod børn og andre sårbare gruppers mobilbrug er medtaget i Bilag C. Der er tekstvisning på www.books.google.dk, når der søges på titlen, og bogen kan lånes på biblioteket.

Kgs. Lyngby den 9. juni 2010
Bente-Ingrid Bruun
Forfatter og psykolog
bibruun@viljens-kraft.dk

12

1. www.vagbrytaaren.org/massdod.htm
2. Bruun, Bente-Ingrid: (2009) *De trådløse samfund -* Myter og Fakta, Forlaget Books on Demand, side 77-82
3. http://www.microwavenews.com/Interphone.Appendix2.html
4. Mona Nilsson: (2010) *Mobiltelefonins hälsorisker.*
5. http://www.youtube.com/user/EMRinformation#p/a/u/0/wmjT5jauQv4
6. http://vimeo.com/1809152
7. http://www.radiationresearch.org/pdfs/20090320_grigoriev_memo.pdf
8. http://www.next-up.org/pdf/00-07-03sum_sv.pdf
9. Hellberg, Kalle: *"Strålande Tillvaro"*. Ett informationshäfte om elektromagnetisk strålning och hälsorisker. Udgave 2010-1. Maxicom AB.
10. http://bioinitiative.org/report/index.htm
11. http://www.mb.au.dk/da/om/global/nyt/2007/3xnature
12. http://www.artac.info/images/telechargement/SICEM/electrosensibiliterecherche.pdf
13. Johansson, Olle: (1996) *Billeder af mastecelleforandringer hos el-overfølsomme,* Medicinsk Vetenskap, Nr 2.
14. http://www.monanilsson.se/document/Belyaev-stam.pdf
15. http://www.europarl.europa.eu/news/public/default_da.htm
16. www.mastedatabasen.dk
17. Miljøagentur: *Mobilstråling kan blive det næste PCB* http://Ing.dk/artikel/81522
18. http://www.youtube.com/watch?v=NnUxwYnhjjo
19. http://magdahavas.com/2010/02/17/are-cell-phone-antennas-on-apartment-buildings-safe/

Fra informationssamfund til trådløst samfund

Er det menneskelige ønsker og behov der ligger bag de nye
trådløse samfund i Europa?
Nej, ideen med trådløse markeder og samfund kommer fra et
nært samarbejde imellem Teleindustrien og EU kommissionen.
Trådløs innovation og salg skal sikre økonomisk vækst i EU.

Udbygningen af trådløse samfund bygger på EU retsakter som
direktivet om masteloven (1), der skulle implementeres eller
vedtages i Folketinget, samt efterfølgende forordninger, der er
umiddelbart gældende i alle medlemslande, så snart de er
offentliggjort i EF tidende!
EU kommissionen har f.eks. vedtaget forordninger vedrørende
udbygning af licens frie mobile bredbånd som WiFi, Wlan og
WiMax, der i Danmark skal udbygges mellem 2007 og 2012.
Trådløs bredbåndsteknik bruger mikrobølgesignaler ved
2,4GHz, som de er ikke undersøgt for sundhedsskadelige
virkninger, før de sælges og installeres i lokalsamfund.

Der var engang, hvor der blev sendt analoge signaler til radio
og TV i Danmark, og for 25 år siden var der også analoge
signaler i den første mobilgeneration. Den gang eksisterede der
også uskadelige analoge babyalarmer.
Så kom den *digitale revolution*, hvor data skulle sendes som
0´er og 1´taller, og det var ret så uproblematisk, da
datatransmissionen foregik via faste forbindelser med kabler og
ledninger til computere.
Da vi fik digitale trådløse GSM signaler til anden
mobilgeneration, der kunne overføre tale samt tekst med SMS
(Short Message Service), startede en trådløs forurening.

I 2005 besluttede EU kommissionen en 5 års Lissabon strategi
"i2010" vedrørende udbygning af trådløse samfund i hele EU.

14

Der var ingen borgerdebat, og der skulle ikke tages hensyn til sårbare grupper (2). Masteloven (direktiv fra EU) har allerede sikret en landsdækkende licensbelagt udbygning af tredje mobilgeneration (3G/UMTS) imellem 2004 og 2008. 3G mikrobølgesignaler muliggjorde billedkommunikation eller MMS (Multimedia Service).

Der blev solgt 3G licenser for omkring 1000 mia. kr. i EU i 2001, og i Danmark tjente staten i første omgang 3,8 mia. kr. via licenssalg til Orange, TDC, Telia og HI3G. Siden blev den tilbageleverede 3G licens fra Orange købt billigt af Sonofon. Staten afsatte ikke penge til hverken forebyggende kampagner eller beskyttelsestiltag.

Takket være en højtprist konkurrence, bliver vi alle overeksponeret med 3G/UMTS signaler døgnet rundt fra unødigt mange sendere, der bliver opsat længere og længere nede på skorstene og master.

EU har hele tiden nye visioner eller informations- og kommunikationsplaner, der alene er baseret på tekniske og finansielle overvejelser. Hverken miljø eller helbredsmæssige omkostninger er inddraget. På langt sigt kan visionerne vise sig at være illusioner, for når menneskelige og miljømæssige omkostninger indregnes i trådløse samfunds budgetter, kan resultatet ende med at blive økonomisk negativt.

Via EU finansieret højteknologisk innovation er der de sidste 10 år udviklet mange nye trådløse multimedieteknikker, der bruger modulerede og pulserende signaltyper, og hvad vil det så sige? Teknisk er signaler fra 3G, TETRA, WiFi, Wlan og WiMax *modulerede*, når signalerne sendes med forskellige svingningsmønstre, og *pulserende*, når signalet tændes og slukkes mange gange indenfor et sekund. Det er disse tekniske parametre, som forskere vurderer som mere helbredsskadelige end selve signalstyrken, der kan være skadelig nok i sig selv (3).

På Aalborg Universitet har direktør *Ramjee Prasad* været leder af EU´s højteknologiske forskningsprogrammer Fp6 og Fp7 (4). EU afsatte 17,5 mia. Euro til Fp6 forskning, og budgettet for Fp7 forskningen, der pågår for tiden, er endnu større. EU medfinancierer f.eks. pilotprojekter med trådløse byer i Spanien og Tyskland, og EU medfinansierede også de manipulerede Interphone studierne med penge fra Fp5 puljen.

Det er uacceptabelt, at et trådløst salg påbegyndes lige efter, at ny teknik er udviklet. Producenter og operatører skal blot overholde EU´s grænseværdier for intensitet (signalstyrke) samt et R&TTE direktiv (1999/5/EF), der angår radio og teleterminaludstyr, samt udfylde en EF overensstemmelse erklæring(5).
Det er ikke længere muligt at stille krav om godkendelse af nye trådløse bredbåndssendere. Det er irrelevant, om trådløse signaler forstyrrer livsvigtige menneskelige elektromagnetiske styringssystemer.
Sundhedsmæssig forskning halter langt bagefter den tekniske innovation. Der er endnu ikke igangsat WiFi forskning eller eksperimentel forskning omkring helbredsskadelige virkninger af mikrobølgesignaler på børn i EU.

I dag findes der trådløse kommunikationsmuligheder via f.eks. lednings frie DECT telefoner, digitale pulserende babyalarmer, TETRA, 2G og 3G signaler samt bredbåndssignaler med WiFi og Wlan teknik. Der bliver sikret trådløse områder (environments), hvor trådløse signaler ikke forstyrrer hinanden, og begrebet environment handler desværre ikke længere om miljø, miljøbelastning og miljøbeskyttelse.

Hastigt er der blevet udviklet ny teknik som f.eks.
- multimedie chips
- RFid (Radio Frekvens Identifikation) chips til varetransporter
- NFC (Near Field Communication) til mobilbetaling
- iPad (tavlecomputere) til e-læsning

- og markedsføring på mobiler er godt i gang.

Der konkurreres om markedsfordele, og vi borgere bliver mere og mere *afmægtige*, selv om vi har frit valg på trådløse hylder. Nu skal der også handles med elektromagnetiske frekvenser, fordi frekvensområderne er overfyldte. De gamle analoge radio- og TV frekvenser skal i fremtiden bruges til mobile trådløse bredbåndssignaler, og det kaldes *teknologineutralitet*. Vi skal have frihed til at underholdes trådløst og f.eks. spille online. I England er 12årige børn i afhængighedsbehandling for et overdrevent teknologiforbrug (6).

Der er afholdt en auktion om LTE (Long Term Evolution), der også benævnes 4G, selv om der nærmere er tale om en ny LTE industri, der også omfatter indholdsleverandører. Datahastigheden skal sættes op, og LTE skal være EU´s mainstream-teknologi. TDC, Telia, Telenor og "3" bød ind på licenserne. Muligvis kommer der fælles net, men det vil kun være en lille miljø- og sundhedsfordel, for den samlede bestråling øges kraftigt. LTE signaler, der vil sende med mikrobølger omkring 2,5GHz, skal konkurrere med faste ADSL forbindelser, og LTE netværket er allerede indført i Stockholm og Oslo. Også andre frekvensområder vil i fremtiden blive udbudt til trådløs kommunikation (7). Den *passive* mikrobølgebestråling øges dag for dag, og desværre er der tradition for *ansvarsforflygtigelse* ved forureninger. Det ved vi fra flere kemiske katastrofer.

WiFi routere, trådløse USB stik og computere med indbygget WiFi kan købes og bruges af børn. Selv om flere og flere børn får allergi og overfølsomhed (8) (9), tænkes der endnu ikke i trådløse årsager, når der stilles diagnoser i Danmark.

I England, hvor der er åbenhed om, hvor WiFi og TETRA sendere er placeret, stiger antallet af leukæmiramte børn omkring mastesendere kraftigt (10).
På IT- og Telestyrelsens mastedatabase er det kun radiosendere, GSM, UMTS og WiMax antenner, der er offentliggjort (11). Derfor ved du ikke, hvor der findes WiFi og Wlan sendere i din kommune.
Hvorfor må vi danskere ikke vide, hvor WiFi, Wlan og TETRA sendere, der bruges af beredskabstjenesten, er placeret i Danmark?

I dag stilles der krav om *trådløse frizoner* fra et stigende antal el-overfølsomme mennesker. Nogle lande har allerede etableret frizoner, men de er endnu ikke på dagsordenen i Danmark, hvor el-overfølsomme mennesker er nødt til at finde nicher, hvor de kan overleve.
Der findes også mennesker i Danmark, som er på flugt fra mobiler og anden trådløs teknik. De kaldes *miljøflygtninge* og er synliggjort i bogen "Ett vackert fängelse" (12).

Der skrives om *WiFi skadevirkninger* i England, Frankrig og Tyskland, men de forties i Danmark, og WiFi er allerede installeret på flere folkeskoler.
Skadevirkninger fra opgraderede Turbo 3G og WiFi kan ikke sammenlignes med bivirkninger fra gamle 2G/GSM signaler, der blev suppleret med 3G/UMTS i 2004. Derfor stilles der krav om udvikling af mindre helbredsskadelig teknik (13), for der eksisterer teknik, som er mindre sundhedsskadelig end den nuværende.
Det må også tilføjes, at det selvfølgelig ikke var tilfældigt, at den manipulerede "Update Cohorte" kræftforskning i Kræftens Bekæmpelses regi blev afsluttet allerede i 2003. Et "no risk" resultat skulle i hus før 3G udbygningen. Christoffer Johansen og Joachim Schüz er leveringsdygtige.

18

I Danmark er et sikkerhedsprincip frasorteret, og der er ingen advarselsmærkning på hverken bærbare computere, Smartphones eller WiFi routere, som kan købes af børn. Til gengæld er frygt og beroligelse vigtige faktorer, når salget af trådløse produkter skal øges, og selv små børn udstyres med mobiler. Det beroliger forældre, når de kan komme i kontakt med deres børn. Med en indbygget satellitbaseret stedsfunktion GPS (Global Position Service), kan forældre få information om, hvor poderne befinder sig, så skidt med at de bestråles på unødig vis.

Denne bog har ikke til hensigt at berolige. Den vil sagligt oplyse om følgevirkninger af tidens bestrålinger, og det vil være klogt at beholde en fast telefonforbindelse samt have en fast forbindelse til internettet.
På kort sigt er der en økonomisk fordel ved trådløse forbindelser, og kommunikativ "frihed" kan være tillokkende, men er et forringet helbred, sygdom og måske død prisen værd på langt sigt?
Desværre er et trådløst forbrug blevet identitetsskabende for mange storforbrugende unge, der ikke tænker på, at et godt helbred er vigtigere end en trådløs internetforbindelse - hvor som helst og når som helst - til f.eks. YouTube og Facebook.

Skadevirkninger ved trådløse signaler er et stigende samfundsproblem. El-overfølsomhed er ikke den enkeltes eget ansvar og problem, og der er ikke tale om funktionelle lidelser. Børn får ikke hjernekræft og leukæmi af psykosociale årsager.

Ud fra en neoliberalistisk ideologi bliver vi i Danmark top styret af retsakter fra EU, hvor EU kommissionen, dygtige teleindustrielle lobbyister og ingeniører tegner den trådløse udbygning.
Dialog er blevet afløst af énvejskommunikation, og når ny trådløs teknik skal indføres eller sælges i Danmark, så oplyses vi herom på planlagte informationsdage.

Det gamle danske lokale demokrati er kraftigt reduceret. Hyklerisk blev ansvaret for den trådløse udbygning placeret lokalt i medlemslandene, og i Danmark fik kommunerne også det forebyggende ansvar, men kommunerne er magtesløse i forhold til teleoperatørernes krav om antenneopsætninger på grund af EU direktiver og forordninger. Magtfordelingen imellem EU og lokalsamfund er klar.

Derfor kommer der flere og flere lokale *protester* i EU og andre lande, hvor master enten bliver lagt ned fysisk eller via rettens vej (14), og der har selvfølgelig også været protester imod 3G master i Danmark (15).

Tidlige advarsler om nye miljø- og helbredsrisici kommer sjældent fra myndigheder og industribetalte forskere, men i stedet fra opmærksomme borgere, NGO grupper og "ubekvemme" forskere som professor Olle Johansson i Stockholm, der er hovedtaler på konferencen om *"Bagsiden af det trådløse samfund"* d. 9. oktober 2010 på Christiansborg. For det trådløse samfund har desværre en bagside, selv om den forties i medier, der tjener tykt på trådløse annoncer.

Tidens trådløse helbreds- og forureningstrussel skal *åbent* debatteres.
Der skal meldes ude om, at der er dokumenterede biologiske skadevirkninger ved elektromagnetiske felter og elektromagnetiske bestrålinger.
Det skal meldes ud om, at skadevirkninger skal forebygges nu!

For selvfølgelig skal investorer ikke først skal tjene penge på os som trådløse forbrugere, for dernæst at tjene penge på os ved medicinsk symptombehandling på grund af opståede helbredsskader!

20

1. Masteloven. Rammedirektivet, EF-Tidende 2002 nr. L 108 side 33
2. http://ec.europa.eu/information_society/eeurope/i20 10/index_en.htm
3. Kundi, Michael: Environmental Health Issues of Radiofrequency and Microwave Exposure. www.land-sbg.gv.at/celltover side 37-43
4. http://cordis.europa.eu/fp7/ict
5. http://www.itst.dk/frekvenser-og-udstyr/lovstof/eu-direktiver/r-tte-direktivet
6. http://telegraph.co.uk/health/children_shealth/74672 00/Rehab-clinic-for-children-internet-and-technolgy-addicts-founded.html
7. Danske mobiloperatører lurer på at bygge fælles net http://www.computerworld.dk/art/55651?op=print
8. http://www.si-folkesundhed.dk/upload/Kap_10_astma_og_allergi.pdf
9. www.dagensmedicin.dk/debat/2007/04/24jegfasthol defleredanskere/index.xml
10. http://www.dailymail.co.uk/health/article-1027699/14-die-cancer-seven-years-living-phone-mast-highest-radiation-levels.UK.html
11. www.mastedatabasen.dk
12. Ladberg, Gunilla: (2009) *Ett vackert Fängelse*. På flykt från el och mobilstrålning, Gunilla Ladberg pedagogik og språk.
13. http://www.youtube.com/watch?v=NnUxwYnhjjo
14. http://www.thepeoplesinitiative.org
15. www.voreboernsfremtid.dk

Grænseværdier – hvorfor skal de sænkes?

Grænseværdier kendes fra mange områder. Der er
grænseværdier for giftstoffer i grundvandet samt for kemiske
stoffer i fødemidler.

Der findes også tekniske grænseværdier eller standarder for
trådløse signaler, og i EU er det høje standarder fra ICNIRP
(International Commission on Non-Ionizing Radiation
Protection), der gælder.

Det passer ikke, at ICNIRP´s grænseværdier bygger på solid
forskning (1), og grænseværdierne tager kun højde for en akut
opvarmningsrisiko, dvs. termale skadevirkninger.

ICNIRP´s grænseværdier er et vigtigt globalt magtmiddel, der
varetager militære og teleindustrielle interesser, og de fleste
medlemmer af ICNIRP er eller har været ansat i Teleindustrien.
ICNIRP er en opfølgning på ICRP, en tidligere WHO nedsat
Strålebeskyttelseskommission, der primært interesserede sig
for ioniserende stråleskader fra røntgenstråler. ICNIRP´s
standarder er gammel vin på nye flasker, for de er ikke ændret
siden 1984. Meget tyder på at ICNIRP´s grænseværdier blev
fastholdt meget høje i 1998, fordi de skulle legitimere militære
installationer, og fordi de skulle sikre producenter imod
sagsanlæg, når mennesker blev helbredsskadet ved
mikrobølgebestråling (2).

Takket være ihærdigt lobbyarbejde fra den WHO tilknyttede
ingeniør *Michael Repacholi* tilsluttede mange lande sig
ICNIRP´s grænseværdier, og østlande i Europa, der tidligere
havde fulgt de lave russiske standarder, måtte sætte
grænseværdierne op.

ICNIRP´s grænseværdier angår kun signalernes styrke eller
intensitet målt i Watt/m2, og når nye trådløse teknikker holder
sig under disse grænseværdier, kan de lovligt sælges på

trådløse markeder, selv om signalerne rummer andre skadelige signalkvaliteter. Det gælder blandt andet for mikrobølgesignaler som UMTS, WiFi og Wlan, der, som tidligere beskrevet, har modulerede og pulserende signaler.

ICNIRP har fastsat grænseværdier eller standarder til:

- 9W/m2 for 2G mobilsignaler ved 900MHz og 1800MHz
- 10W/m2 ved 3G/UMTS signaler ved 2,1GHz eller 2,4GHz
- 4W/kg for en speciel SAR (Specifik Energy Absorption Rate) værdi. Det er den, der tales om ved forskellige mobiltyper.

For teknisk ukyndige kan disse grænseværdier og måleenheder virke uforståelige, men hold fast i tallene, for de skal senere sammenlignes med lavere ditto. Det er nemlig dybt kritisabelt, at vi borgere ikke får at vide, at der findes andre trålebeskyttelseskommissioner, som har fastsat lavere grænseværdier end ICNIRP.

Den russiske strålebeskyttelseskommission RCNIRP har ud fra godt 60 års biofysisk EMF forskning fastsat grænseværdien til 0,1W/m2 i stedet for 10W/m2. I mange år har der eksisteret skrappere, dvs. lavere grænseværdier i Rusland, Kina og Østeuropa, og Rusland og Kina fastholder deres lave værdier, selv om de er under stærkt pres fra WHO og WTO. De EU optagne østlande blev direkte tvunget til at acceptere ICNIRP´s høje grænseværdier.

Professor *Yuri Grigoriev*, der er formand for RCNIRP, opfordrer vedholdende WHO, vestlige myndigheder og politikere til at sætte grænseværdierne ned, og han har udsendt en officiel advarsel vedrørende børn og andre sårbare gruppers mobilbrug (3).

Der er ingen tvivl om, at ICNIRP´s høje grænseværdier er en trussel for vores folkesundhed, og derfor skal de sænkes. Rundt omkring i EU er grænseværdierne da også på vej ned, og i

lande og byer, hvor grænseværdierne er sænket, melder
borgerne om færre trådløse gener.
Flere europæiske byer har sat grænseværdierne ned, og de er
nu 0,01W/m2 i Wien og Paris, dvs. lavere end i Rusland. Efter
retssager mod Vatikanets radiosignaler har Italien nedsat
grænseværdien til 0,1W/m2, og de skal angiveligt også være
nedsat i Bruxelles.
I Salzburg er der fastsat en grænseværdi på 10mikroW/m2
udendørs og 1mikroW/m2 indendørs, og det kan borgerne
takke dr. *Gerd Oberfeld* for.

Men i København og Stockholm er grænseværdierne stadig
10W/m2! Det kan få alvorlige helbredsmæssige konsekvenser
for gravide, børn og andre sårbare grupper i Sverige og
Danmark.
Derfor kommer der løbende appeller og resolutioner fra læger.
Allerede i 2002 udsendte tyske praktiserende læger en
Freiburg Appel, og i 2004 kom der en opfølgende *Bamberger
Appel,* hvori de indtrængende opfordrede til nedsættelse af
grænseværdierne til 0,1mikroW/m2 for modulerede og
pulserende signaler (4). I *BioInitiativ Rapporten* fra 2007 var
der krav om en grænseværdinedsættelse til 0,1mikroW/m2
udendørs samt 0,01 mikroW/m2 indendørs (5).

Globalt arbejder biofysiske forskere og uafhængige læger
ihærdigt for at få sat grænseværdierne ned, fordi der er
dokumentation for biologiske skadevirkninger ved bestråling
under grænseværdierne.
Der er dokumenteret skader på DNA, og der er dokumenteret
negative celleforandringer i nervesystemet og kredsløbet.
Trådløse signaler interfererer eller forstyrrer kroppens egne
elektriske og elektromagnetiske systemer, som vi kender fra
EKG (elektrokardiogram) og EEG (elektroencephalogram).

Men selv om kritikken af ICNIRP´s grænseværdier øges
kraftigt i disse år, og selv om grænseværdierne kun er knyttet

til det enkelte signal, så ønsker hverken ICNIRP eller WHO at revurdere grænseværdierne. Det er åbenbart irrelevant, at mikrobølgeteknikker, som f.eks. 3G, TETRA, Wifi og Wlan signaler sender signaler samtidigt, og at en trådløs cocktail er åbenbar.

Det er rigtig nok, at mobile bredbåndssignaler som WiFi og Wlan sender med lavere styrke, men det er ikke nok at kigge på signalstyrken i Watt, for mange signaler er i dag teknisk moduleret og pulseret. Derfor er deres virkninger mere helbredsskadelige (1).

Det er desværre velbegrundet, når borgere er bekymret for helbredsskader ved mikrobølgesignaler, og det er *ønsketænkning*, når der tales om sikre grænseværdier, for de findes ikke. ICNIRP´s grænseværdier er alt for høje, og de kan ikke sænkes hurtigt nok!

ICNIRP påstår, at vi kun eksponeres eller bestråles med 0,1W/m2 i det daglige liv, men det er ikke sandt. Kig blot på Robert Sjunnesons mange måleresultater i Sverige (6).

Det må vurderes som *ansvarspådragende*, når Sundhedsmyndigheder og politikere fortsætter med at henvise til "sikre" ICNIRP grænseværdier.

Det er vigtigt, at der snart kommer nye biologisk baserede grænseværdier, der tager højde for:

- Non-termale skadevirkninger, dvs. skadevirkninger som ikke skyldes opvarmning.
- Langtidsvirkninger.
- Sårbare grupper som gravide, børn og el-overfølsomme mennesker.

Der mangler også standarder eller regler for, hvor tæt trådløse sendere må placeres ved private boliger, børneinstitutioner, skoler, plejehjem og hospitaler.

Når det har været muligt at nedsætte grænseværdierne i f.eks. Italien, Belgien, Paris og Salzburg, så må det også være muligt at nedsætte dem i København og andre store byer i Danmark. Ud fra et *sikkerhedsprincip* skal grænseværdierne nedsættes til 0,1mikroWatt/m2.
Det er nødvendigt at etablere områder med minimal bestråling, dvs. *frizoner*, hvor sårbare mennesker kan bo, og eksperter anbefaler, at grænseværdien i frizoner skal nedsættes til 0,01mikroW/m2, dvs. en milliarddel af den gældende grænseværdi.

Der er desværre ingen offentlig instans, der kontrollerer om trådløse signalers grænseværdier overholdes i Danmark. Signalerne checkes kun af teleoperatører, når antennesendere sættes op.
Det er anderledes i Rusland, hvor hygiejniske eksperter løbende foretager målinger i marken, og de finder også løsninger på konflikter mellem borgere og trådløse udbydere. Det er et eksempel til efterfølgelse (7).

Der mangler svar på en række spørgsmål vedrørende trådløse teknikker, signaler og grænseværdier:

- Hvorfor fraråder WHO en nedsættelse af ICNIRP´s grænseværdier, der ikke er ændret siden 1984?
- Hvorfor er der kun grænseværdier for signalstyrken og ikke for de modulerede og pulserende og signalkvaliteter?
- Hvorfor interesserer Sundhedsstyrelsen sig ikke for mikrobølgesignaler (EMR), men kun for magnetfelter (EMF) fra sende- og antennemaster?
- Hvorfor er Sundhedsstyrelsens hjemmeside vedrørende sende- og antennemaster ikke opdateret siden 2003, dvs. før 3G nettet blev udbygget i Danmark (8).

26

Farlig ioniserende røntgenbestråling kan ikke mærkes, før det er for sent, og det samme kan være tilfældet med ikke-ioniserende mikrobølge bestråling.
Derfor tilrådes *selvbeskyttelse* og *afskærmning* imod de mange nye mikrobølger indtil grænseværdierne bliver nedsat i Danmark.

Afslutningsvis må det også nævnes, at der desværre også findes meget høje grænseværdier for infralyd og lavfrekvent støj i Danmark. Som ICNIRP holder Miljøstyrelsen fast i sine grænseværdier, der er 85 decibel/dB indendørs, mens de kun er 55 dB for udendørs trafikstøj!
Infralyd kan støjdæmpes ved kilderne, dvs. på kraftvarmeværker og vindmøller, men det koster penge. Derfor findes der ikke kun *miljøofre* for højfrekvente elektromagnetiske felter og elektromagnetiske stråler, men også miljøofre for infralyd og lavfrekvent støj i Danmark.

1. Kundi, Michael: *Environmental Health Issues of Radiofrequency and Microwave Exposure.* www.land-sbg.gv.at/celltover side 37-43.
2. Bruun, Bente-Ingrid: (2009) *De trådløse samfund –* Myter & Fakta, Forlaget Books on Demand, side 69-76.
3. Bruun, Bente-Ingrid: Bilag C i ovennævnte bog.
4. www.straaling.dk/bamberger_appellen_dansk.php
5. The BioInitiative Report: (2007) *A Rationale for a Biologically-based Public Exposure Standard for Electromagnetic Fields.* http://bioinitiative.org/report/index.htm
6. www.elektrosmog.se
7. http://www.tesla.ru med engelsk version.
8. http://www.sst.dk Søg på Magnetfelter fra sende- og antennemaster.

Risikovurdering - hvornår?

Det siges, at sandheden er krigens første offer. Sådan er det også på de globale trådløse markeder, hvor der hersker handelskrige. Det er desværre ikke sandt, at grænseværdier er sikre, og det er ikke sandt, at modulerede og pulserende mikrobølger ikke er helbredsskadelige. Vi må ikke kende til sandheden om trådløs farlighed, og derfor trækker det ud med risikovurdering af de mange nye teknikker med mikrobølgesignaler ved 2,1 og 2,4GHz. De må som tidligere nævnt sælges på trådløse markeder, hvis blot de overholder ICNIRP´s grænseværdier for intensitet på 10W/m2, og der er udfyldt en EF overensstemmelses erklæring.

Ganske tilsigtet udelades der desværre alt for mange forskningsresultater, når WHO risikovurderer elektromagnetiske felter og stråler. Dokumenterede biologiske non-termale skadevirkninger bliver frasorteret, og en mulig trådløs kombinations- eller cocktaileffekt, hvorved de enkelte signaler forstærker hinandens negative virkninger, bliver også afvist af WHO. Selvfølgelig interfererer samtidige signaler fra f.eks. GMS, UMTS, TETRA, DECT, WiFi, Wlan, WiMax, TV, radar og satellitter både med hinanden og alt levende.

Det er ikke nok at kigge på signalintensiteten i Watt/m2 ved radio- og mikrobølge signaler (1). WHO er nødt til at foretage en samlet risikovurdering af signalernes:

- frekvens
- eksponerings tid
- polarisering
- pulsationsform
- modulationsmåde

så en risikovurdering kan blive gyldig eller valid.

Der er opstillet ideelle mål for vurderinger af sundhedsrisici, og det er klart beskrevet, at de ikke bør baseres på selektive, ufuldstændige, forudindtagede eller fordomsfulde informationer fra kommercielle og politiske alliancer. Alligevel er udmeldinger om den *ikke eksisterende trådløse sundhedsrisiko* baseret på:
- Manipuleret Teleindustri og EU betalt kræftforskning.
- Frasortering af biofysiske forskningsresultater.
- Ignorering af læger og forskeres appeller og advarsler med baggrund i egen klinisk praksis og uafhængig forskning.

IT- og Telestyrelsen har netop beskrevet i en e-mail til undertegnede, "at selv om der nu er frit spil for nye modulationer og pulsationer, så vil de ikke få en negativ virkning, for der er jo tale om *teknologineutralitet*".
Hvordan kan et politisk besluttet teknisk begreb fjerne skadevirkninger ved signalers modulationer og pulsationer?
I disse år foregår der et *teknisk overgreb* på jordens befolkning.

På en konference i Muscat, Oman i januar 2010 gentog den industribetalte *Michael Repacholi*, den tidligere leder af WHO´s EMF projekter, nok engang påstanden om, at ingen af 3000 studier har fundet skadevirkninger under ICNIRP´s grænseværdier, selv om de er veldokumenterede (2).
Telebranchen gned sig i hænderne, for konferencen havde til formål at mindske frygten for negative skadevirkninger. Der tales om, at Michael Repacholi burde anklages for forbrydelser imod menneskeheden, men han er desværre ikke den eneste. Der må også fokus på *Joachim Schüz*.

Den flittige 84årige russiske professor *Yuri Grigoriev* var også til stede i Oman for endnu engang at tale M. Repacholi og telebranchen midt imod.

For egen regning har han igangsat russisk eksperimentel børne-
mobilforskning med kontrolgrupper. Foreløbigt har J.G. meldt
ud, at børn, der bruger mobiltelefon, har forringet
indlæringsevne, fordi deres opmærksomhed og koncentration
er nedsat.

Hvornår inddrages russisk biofysisk forskning samt børne-
mobilforskning i vurderinger af sundhedsrisici ved tidens
bestrålinger?

Indtil da gør vi klogt i at lytte til de mange uafhængige forskere
og praktiserende læger, der løbende kommer med appeller og
advarsler vedrørende mulige trådløse helbredsskader (3), og
mange fakta kan læses på en hjemmeside fra EMF konferencen
i Stavanger i november 2009 (4).

Forgår der risikovurderinger i EU regi?

Efter kemikaliereformen REACH fra 2007 foretages der i
beskedent omfang enkeltvise fare- eller risikovurderinger af
kemiske stoffer. En kombinations- eller cocktaileffekt ved
hormonstoffer tages også alvorligt, fordi stofferne forstærker
hinandens negative virkninger, men det kniber med en
opfølgende risikohåndtering.

En *trådløs risikovurdering* trækker derimod i langdrag, og
EU´s hjælpekomite SCENIHR (Scientific Committee on
Emerging and Newly Identified Health Risks), som Joachim
Schüz er medlem af, har desværre været dygtig til at frasortere
uønskede data om negative trådløse erfaringer på deres
hjemmeside. I 2005 opfordrede SCENIHR til indsendelse af
indlæg fra borgere og forskere, men mange indsendte indlæg
blev mørkelagt, og det var en medvirkende årsag til
udarbejdelse af BioInitiativ Rapporten i 2007.

Først i 2oo8 blev der afholdt en international konference om
risikovurdering i EU regi. Hovedtaleren var *John D. Graham*,
der er rigtig dygtig til at nedtone risikofaktorer gennem
kunstige og komiske sammenstillinger. J.D.G. vurderer f.eks.

risikoen ved 1 års arbejde på en kemisk fabrik lig med risikoen ved 2 timers bjergklatring. J.D.G. har været med til at deregulere, dvs. forringe statslige miljøreguleringer i USA, og han har et nært forhold til Michael Repacholi.

I 2009 flyttede J.D.G. fokus til *forskningsbias,* dvs. mulig forudindtagenhed og andre usikkerhedsfaktorer ved trådløs forskning. Selv om resultaterne fra den tidligere nævnte *Interphone* case control kræftforskning, der tager udgangspunkt i enkelte kræfttilfælde, var indhentet i 2005, så blev en offentliggørelse trukket ud i 4 år, og den blev nu begrundet med forskningsbias.

Vi ved i dag, at forskningen var manipuleret, og mon ikke vi blev holdt han i uvished om en trådløs risiko, så den planlagte trådløse udbygning ikke blev forstyrret. I dag stilles der krav om, at "no risk" resultaterne skal trækkes tilbage (5).

En uafhængig og alsidig trådløs risikovurdering er slet ikke kommet i gang endnu, for den er udskudt.

Ganske som WHO og ICNIRP arbejdede for global udbredelse af ICNIRP´s grænseværdier, så satses der nu på global harmonisering af en risikovurdering.

Så nu er der sikret yderligere tid og rum til udbygning af trådløse bredbåndsmarkeder med WiFi, Wlan, WiMax og de kommende signaler fra LTE (Long Term Evolution). De *tekniske overgreb* øges.

1. Kundi, Michael: *Environmental Health Issues of Radiofrequency and Microwave Exposure* www.lan-sbg.gv.at/celletower side 37-43
2. www.bioinitiative.org/index
3. www.mobilmast.dk/FreiburgAppellen.pdf
4. www.emf2009.no
5. http://vimeo.com/8109152

Manglende troværdighed - WHO og Sundhedsstyrelsen

Verdenssundhedsorganisationen WHO (World Health Organisation) blev oprettet i 1948, og den skulle sikre og forbedre sundhedstilstanden i verden (1). Der var engang, hvor der var respekt omkring WHO, men i dag er der alt for mange interessekonflikter på grund af tætte alliancer til magtfulde industrier, og udmeldinger fra WHO bliver mere og mere utroværdige.

I 2009 foregik der f.eks. en tvivlsom opgradering af A influenza til en H1N1pandemi, hvorved medicinalindustrien tjente 55 mia. kr. på grund af de enkelte landes kontraktmæssige forpligtelser til at indkøbe vaccine ved pandemier. Det har siden vist sig, at der eksisterer en form for hemmelig komité i WHO med tætte alliancer med medicinalindustrien.
Der er formentlig også tætte alliancer med teleindustrien, og da bliver WHO´s bagatelliserende udmeldinger om "no risk" ved mobilstråling samt fokus på psykisk stress og depressioner mere forståelige.

Har WHO besluttet, at der skal findes en individuel psykisk løsning på det stigende samfundsskabte globale forureningsproblem med mikrobølgebestrålinger i trådløse samfund?
WHO har i hvert fald øget fokus på individuelle psykosociale årsager, når mennesker klager over gener ved bestrålinger. Selvfølgelig kan der være psykosociale årsager til stress, men det virker som om faktorer, der kan forstyrre udbygningen af trådløse markeder, forties.
WHO taler hverken om elektrostress, en kraftig forøgelse af el-overfølsomme mennesker (EHS) eller kræftophobninger omkring mastesendere. WHO taler derimod gerne om psykisk

stress og depressioner samt anbefaler symptombehandling med medicin.
Overser WHO elektrostress, fordi generne ikke kan klares med medicin, men kræver nedsættelse af trådløse bestrålinger?

WHO *misinformerer* om trådløse helbredsrisici, og det er der flere grunde til. WHO frasorterer f.eks. tilsigtet resultater fra uønsket biofysisk forskning. Da IARC (Internationel Agency for Research on Cancer) også er knyttet til WHO, så formidler WHO også ukritisk den forskningsskabte myte om "no risk". Den blev først produceret gennem dansk teleindustribetalt manipuleret Cohorte forskning ved *Christoffer Johansen* og *Joachim Schüz* i Kræftens Bekæmpelses regi (2). Studiet forløb i alt for kort tid med gammeldags mobiler, og 200.000 erhvervsaktive mobilbrugere blev *frasorteret*. Myten blev straks sendt jorden rundt, og Joachim Schüz er efterfølgende blevet belønnet med en plads i den selvsupplerende ICNIRP kommission, og nu også i IARC.
Lige nu deltager J.S. også i den europæiske spørgeskemaundersøgelse COSMOS (The Cohort Study on Mobile Communications), hvor der kun deltager 18 til 69årige på frivillig basis. Denne gang er storforbrugende unge under 18 år *frasorteret* (3).

Interessekonflikter i WHO ses også tydeligt i organisationens forskningspolitik, hvor der er sket markante ændringer. WHO har *nedprioriteret* forskning vedrørende kræftophobninger omkring mastesendere. Det skal åbenbart skjules, at flere og flere børn, der bor nær mastesendere, får leukæmi.
WHO har også nedprioriteret causal forskning vedrørende el-overfølsomhed (ElectroHypersensitivity). Der skal ikke længere forskes i årsager til el-overfølsomhed.

Den danske Sundhedsstyrelse (SST) har valgt ukritisk at følge udmeldinger fra WHO, og *Else Smith*, centerchef i Center for Forebyggelse, har desværre kun infektionsmedicinske kompetencer. Manglende biofysiske kompetencer i Center for Forebyggelse fører til *fejlvurderinger*, således som det skete vedrørende BioInitiativ Rapporten fra 2007, der hurtigt blev vurderet som et partsindlæg, selv om den europæiske vagthund (European Environmental Agency, EEA) fandt resultaterne meget væsentlige set i et langt perspektiv.

Sundhedsstyrelsens udmeldinger er baseret på utroværdige WHO udmeldinger og selektive litteraturstudier.

På Sundhedsstyrelsens hjemmeside oplyses det ikke, at vi borgere i dag bestråles af mange forskellige former for mikrobølgesignaler. Ved at søge på "magnetfelter fra sende- og antennemaster" viser det sig, at hjemmesiden ikke er opdateret siden 2003, og mikrobølger er slet ikke omtalt (4).

Sundhedsstyrelsen har åbenbart valgt at *fortie* den stigende mikrobølgebestråling (EMR) i Danmark, for mikrobølgebestråling nævnes heller ikke i den nye publikation *"Tænk sundhed ind i miljøet"* til kommunerne.

Sundhedsstyrelsen nøjes med at omtale elektromagnetiske felter (EMF) ved f.eks. stærkstrømsledninger.

Kender overlæge Else Smith ikke forskel på EMF og EMR?

I publikationen *"Sundhed og trivsel på arbejdspladsen"* omtales der også kun psykisk stress, selv om mange arbejdspladser kommunikerer trådløst, og elektrostress er en reel risiko. Forhåbentlig vil Sundhedsstyrelsen snart se en øget trådløs helbredstrussel i øjnene, men i dag skriver Sundhedsstyrelsen blot, at der "fortsat er mangel på viden på væsentlige områder, herunder eventuelle langtidseffekter og eventuelle effekter på børn og unge, så der kan være grund til at give befolkningen mulighed for at kunne vælge at være forsigtig med udvalgte eksponeringer" (5).

Hvordan skal vi borgere vælge at være forsigtige?

Hvad er det for eksponeringer, der er tale om?

Hvordan har Sundhedsstyrelsen tænkt sig, at vi hver især kan mindske den bestråling, der kommer døgnet rundt fra alskens udendørs og indendørs sendere?

Mange bestråles imod deres vilje fra naboers og genboers WiFi routere, og en mulig *afskærmning* bliver slet ikke nævnt.
Det er ikke nok, at Sundhedsstyrelsen kommer med råd om, at vi f.eks. skal undlade at sætte WiFi routeren, dvs. den indendørs sender eller basestation, der giver adgang til internet, på sengebordet.
Det er ikke nok, at nævne "muligheder for egen reduktion eller tilpasning af sendestyrken, der nu maksimalt må være 100mW ved trådløse bredbåndssignaler", for disse råd er ikke for hvem som helst, og den farlige pulsering og modulation af signalerne er udeladt. Selvfølgelig er det fornuftigt at slukke for en router, når den ikke benyttes, men hvor mange husker at se efter om, der er permanent hukommelse, og hvordan slukker vi for basestationens "fyrtårnssignal" SSID (5)? Hvad er SSID? Mon ikke de fleste WiFi routere er aktive døgnet rundt.
Der mangler oplysning om, at WiFi signaler passerer gennem vægge til naboer og genboer, og at signalerne rækker flere hundrede meter?

Det er på høje tid, at Sundhedsstyrelsen forvalter deres *forebyggende ansvar* vedrørende trådløse skader på kvalificeret vis!
Indtil da må vi borgere indhente saglige informationer om trådløse forhold og en trådløs helbredsrisiko via andre kilder.
Der findes f.eks. en russisk hjemmeside for *Center for Elektromagnetisk Sikkerhed*, hvor der informeres om mange aktuelle problemstillinger på engelsk (6) (7).
Det kan også anbefales at følge med i udmeldinger fra konferencer med uafhængige forskere. I november 2009 meldte en lang række forskere ud på en international EMF konference i Stavanger (8), og mange forskere som f.eks. den canadiske forsker *Magda Havas* har egne hjemmesider.
Det anbefales at lytte til *Magda Havas*, der kommer med løbende udmeldinger om elektromagnetiske felter og strålers negative indvirkninger på menneskers helbred.

Kig med på hendes små oplysende videoer på YouTube (9) (10).

Hvornår kommer der svar på de spørgsmål, som ikke tages op af hverken WHO, Sundhedsstyrelsen eller i danske medier:

- Hvorfor anbefaler WHO kun symptombehandling, dvs. medicinsk behandling af trådløse miljøofre, når der er erfaring for, at afskærmning imod trådløse signaler virker?

- Hvorfor er *primær forebyggelse* af trådløse helbredsskader ikke på hverken WHO eller Sundhedsstyrelsens dagsorden?

- Hvorfor tales der *ikke* om mulige trådløse årsager, når børn og unge får hovedpine, søvnvanskeligheder samt er ukoncentrerede og uopmærksomme? Det er jo kendt, at de er storforbrugere af trådløse produkter.

- Hvorfor er det tilladt, at installere trådløs WiFi adgang til internet i danske folkeskoler, når der endnu ikke er forsket i sundhedsmæssige følgevirkninger af WiFi på børn?

- Hvorfor er det tilladt med trådløse internet opkoblinger i offentlige transportmidler, kommunale kultur og indkøbscentre, ja næsten overalt i det offentlige rum, hvor der færdes gravide, børn og andre sårbare grupper?

Hvornår vil Sundhedsstyrelsen, Miljøministeren, Undervisningsministeren, Statsministeren samt Indenrigs og Sundhedsministeren tage dokumenterede trådløse skadevirkninger af mikrobølger alvorligt?
Aktive borgere har jo allerede fremsendt materiale med dokumentation af trådløse skadevirkninger.
Morten Julius Bøgh har fremsendt diverse bøger og materialer til folketingsmedlemmer, ministerier og borgmestre.

Direktør Jesper Fisker i Sundhedsstyrelsen har fået tilsendt bogen om "De trådløse samfund – Myter & Fakta", der nøje beskriver frasorterede forskningsresultater, manipuleret forskning samt appeller og advarsler.
Indenrigs- og sundhedsminister Bertel Haarder har fået tilsendt resultater fra ARTAC´s hjerne- og blodforskning på el-overfølsomme mennesker.
Else Smith, der er Centerchef i SST, fik umiddelbart efter Sum-up Konferencen om den danske mobilforskning d. 26.maj 2008 tilsendt Yuri Grigorievs officielle russiske advarsel vedrørende børn og andre sårbare gruppers mobilforbrug, men Sundhedsstyrelsen arkiverer hastigt uønskede akter i disse år.

Vi er mange, der ser frem til en *dialog* med ministre, folketingsmedlemmer og Sundhedsstyrelsen på en konference om *"Bagsiden af det trådløse samfund"* d. 9. oktober 2010 på Christiansborg.
De vil blive inviteret.

1. http://da.wikipedia.org/wiki/WHO
2. Bruun, Bente-Ingrid: (2009) *De trådløse samfund –* Myter & Fakta, BoD, side 77-82.
3. http://ing.dk/artikel/108297
4. www.sst.dk Søg på Magnetfelter fra sende- og antennemaster.
5. http://www.sst.dk/upload/forebyggelse/cff/miljoemedicin/netvaerk/traadloest4_6nov07.pdf
6. www.tesla.ru engelsk version
7. www.tesla.ru/english/publications/smi.html
8. www.emf2009.no
9. http://www.youtube.com/watch?v=EI9fZX4iww&feature=channel Søg på Magda Havas.
10. http://www.epochtimes.se/articles/2010/03/29/18906.html Når hjertet påvirkes af bestrålinger.

Bivirkninger ved bestråling

Vi ved, at der findes skade- eller bivirkninger (adverse health effects) ved kemiske tilsætningsstoffer i fødevarer og andre produkter, og vi ved også at kemiske industrier og medicinalindustrier søger at skjule skadevirkninger af f.eks. tungmetaller som metylkviksølv i fiskeindustrien og thiomersal i vacciner.

Også telebranchen søger at *skjule* helbredsskadelige bivirkninger ved bestrålinger fra trådløse produkter og teknikker, selv om de er veldokumenterede (1) (2).

I Rusland har de længe kendt til skadevirkninger fra elektromagnetiske påvirkninger (3), og der er efterhånden også fokus på selvsamme i Tyskland og andre EU lande. Tyske praktiserende læger har gennem en årrække registreret mange former for helbredsforringelser på grund af trådløse signaler, og læger har åbent talt om el-overfølsomhed (ElectroHyperSensitivity/EHS).

Efter grundige studier blev lægerne dybt bekymret for deres patienters forringede helbred, og derfor udsendte de allerede i 2002 *Freiburg Appellen*, hvori de opfordrede til en pause i den trådløse udbygning (4). Desværre tog udbygningen i stedet kraftigt til.

Der er efterhånden udsendt mange appeller, resolutioner og advarsler om trådløse skadevirkninger, og de kendes af borgere i mange lande, som referer til dem, når de stiller krav til regeringer og myndigheder om nedtagning af mastesendere og forbud mod WiFi i skoler. Flere og flere forældre protesterer imod, at telebranchens indtjening og trådløse infrastrukturer er vigtigere end deres børns helbred og fremtid, men også *kræftophobninger* omkring mastesendere giver anledning til protester.

38

Borgeres berettigede aktioner bliver oftest mødt med en
påstand om trådløse påvirkningers ufarlighed - suppleret med
en påstand om psykosociale årsager til trådløse gener og
sygdomme. Men disse årsager forklarer ikke hjernekræft og
leukæmi hos små børn.

"No risk" myten eller påstanden om en trådløs ufarlighed, der
blev skabt ved teleindustribetalt forskning, bliver gang på gang
gendrevet af læger og forskere. Sidst har uafhængige læger i
den anerkendte franske cancerforskningsinstitution ARTAC´s
regi, dokumenteret, at EHS ramte mennesker har sygelige
hjernefunktioner og blodbilleder (5).

Selv om der stadig er usikkerhed vedrørende fysiologiske
mekanismer hos EHS ramte, så nærmer vi os en forklaring på,
hvorfor der eksisterer så mange forskellige gener eller
symptomer hos mennesker, der bestråles døgnet rundt af
modulerede og pulserende radio- og mikrobølger fra mange
signaltyper.
De tidligere beskrevne livsvigtige ion-pumper eller generatorer
i celler kan nemlig ikke tåle at blive forstyrret eller interfereret
af mikrobølger. Der findes forskellige typer af ionpumper, og
forskning tyder på, at calcium ionpumpeforstyrrelser er en
alvorlig bivirkning i trådløse samfund (6).

Der arbejdes ihærdigt på at undgå *interferens* mellem
forskellige trådløse signaler i de nye IC4 tog, og derfor er der
dårlige betingelser for mobilbrugere.
Til gengæld ignoreres mulige interferensproblemer i forhold til
mennesker, for de kan blive en bombe under den trådløse
udbygning. Men selvfølgelig findes der ikke kun interferens
mellem forskellige ydre signaler. Højfrekvente radio- og
mikrobølgesignaler forstyrrer også kroppens egne elektriske og
elektromagnetiske signaler, som kan registreres på et
elektroencefalogram (EEG) eller et elektrokardiogram (EKG).

Når der kan udvikles en biochip til måling af cellers spændinger med sigte på vurdering af lægemidlers virkninger, må der også kunne udvikles trådløse teknikker, som er mindre kropsforstyrrende end de nuværende.

Der findes individuelle forskelle i bivirkninger ved elektromagnetiske felter og bestrålinger på grund af arvemæssige og miljømæssige forhold, men det vigtigste er fællestræk, og de kan opdeles i henholdsvis tidlige gener og kroniske skadevirkninger.

Tidlige gener hos mennesker med EHS kan forsvinde igen, når påvirkningerne ophører, og vi ved fra tyske læger i Freiburg, at deres patienters gener ophørte, når de flyttede til et ikke strålebelastet område. I Sverige er det også dokumenteret, at mennesker med EHS gener fik det bedre, når deres bolig blev afskærmet og el-saneret, og arbejdet blev udført på det offentliges regning, når det var lægeanbefalet (7).
Så "rettidig omhu" er vigtig, når der opstår trådløse gener, for de kan forværres og blive kroniske ved længerevarende eksponeringer.

I: *Tidlige gener* hos tidligere almindelige raske unge og voksne på grund af tidens bestrålinger er:

Hovedpine
Migræne
Søvnforstyrrelser
Næseblødninger
Varmefølelse eller snurren i hovedet
Træthed eller udmattelse
Nedsat koncentration
Nedsat opmærksomhed
Svimmelhed
Lys overfølsomhed
Lyd overfølsomhed

Dobbelt syn eller tåge syn
Øre susen
Hudproblemer som rødme
Muskel- og led smerter
Åndenød
Appetitløshed
Fordøjelsesproblemer
Uro i kroppen
Ildebefindende
Kvalme
Ondt i brystet
Hjertebanken
Rystelser
Epileptisk anfald
Forandret blodtryk
Modtagelighed for infektioner
Modtagelighed for stress
Angst
Irritabilitet
Aggressivitet

II. *Kroniske skadevirkninger* ved langvarig bestråling:

Leukæmi hos børn
Hjernekræft hos børn
ADD og ADHD hos børn
Autisme hos børn
Allergier og astma hos børn
For tidligt fødte børn med senfølger
EHS hos både børn og voksne
Hjernekræft og spytkirtelkræft hos unge og voksne
Alvorlige neurotransmitter forstyrrelser (diabetes 3, fedme)
Afhængighed
Alzheimer
Sygdom i skjoldbruskkirtlen

Lammelser
Nedsat sædkvalitet
Nedsat frugtbarhed
Manglende orienteringsevne (som fugle)
Hjerteanfald
Psykoser
Hjerneblødninger
Multiple Sclerose
Parkinson
Depression

Ved længerevarende trådløse påvirkninger kan der komme en alvorlig bio-ubalance med kroniske funktionsnedsættelser, og derfor er EHS anerkendt som *multiple funktionsnedsættende handikap* i Sverige (8).
Sådan er det desværre endnu ikke i Danmark.

Forskellige kræftformer hører også til de kroniske bivirkninger ved lang tids bestråling. Blandt tidligere ansatte i elektronikindustrien og hos mennesker, der i årevis har brugt mobilen dagen lang, er der allerede mange, der har udviklet hjernekræft, selv om sygdommen er lang tid om at udvikles.

Da børn er mere sårbare end voksne, er det kræftformen leukæmi, der rammer børn, der bor eller opholder sig nær mastesendere. Der kommer flere og flere *clusters* eller kræftophobninger (9), og børn, der får hjernekræft, bliver yngre og yngre. Det tales der alt for lidt om, og læger medtænker ikke en EMR årsag, når børn får kræft i Danmark. Der er dokumenteret bivirkninger ved trådløse påvirkninger på børn ved dansk/amerikansk forskning (10), ægyptisk forskning (11) og igangværende børne-mobilforskning i Rusland (12). Mikrobølgestråler er på ingen måde uskadelige for børn.

Hvornår vil der blive igangsat *eksperimentel* mikrobølgeforskning med børn som deltagere i EU?

For børn er *heller ikke* medtaget i det nye europæiske forskningsprojekt COSMOS (The Cohort Study on Mobile Communications) (13), der blev igangsat i 2007, og som er baseret på spørgeskemaer. Det skal løbe i 20-30 år og angiveligt afklare, om mobilstråler er skadelige, men årsager til trådløse bivirkninger afklares ikke ved epidemiologisk forskning, og deltagerne er kun imellem 18 og 69 år (14). Alle trådløse brugere under 18 år er *frasorteret*. Spørgeskemaet fokuserer pt. ikke kun på tidlige gener og mobilvaner, men ret så meget på andre livsvaner. *Joachim Schüz*, der er afdelingsleder i Afdelingen for Statistik og Epidemiologi ved Kræftens Bekæmpelse, og som deltog i det manipulerede danske Update Cohorte mobilstudie, der skabte "no risk" myten, er igen på banen. Det er lidet betryggende.

I en ny rapport om *"Mental sundhed blandt voksne danskere"*, der er baseret på data fra 2005, omtales det, at der blandt de yngste kvinder (16-24 år) er en stigende andel med dårlig mental sundhed. Hvilken betydning vil det få, at unge siden 2005 er blevet storforbrugere af mobiler og trådløse mobile bredbånd? Vil deres mentale sundhed blive yderligere forringet, og hvad forstås ved dårlig mental sundhed?
I perioden fra 2005 til 2009, hvor 3G mobil nettet blev udrullet i Danmark, steg forbruget af lykkepiller med 30 %, og der er omkring 425.000 danskere, der spiser lykkepiller hver dag.
Er det fordi WHO fremhæver depressioner i forhold til andre kroniske trådløse skadevirkninger, og fordi WHO anbefaler medicinsk behandling?

Selvfølgelig skal bivirkninger i trådløse samfund i stedet *forebygges.*
Det er meget billigere at forebygge trådløse gener end at behandle kroniske skadevirkninger, når de er opstået.
Børn og unges klager over trådløse gener skal derfor tages alvorligt. Ved hovedpine, koncentrationsvanskeligheder, dårlig

søvn og humør kan det være nødvendigt at mindske unges trådløse vaner, for det trådløse forbrug er formentlig for stort.

Mange ved ikke, at trådløse sendere eller *basestationer* er aktive døgnet rundt både udendørs og indendørs, og de tænker ikke på, hvor de findes, men det er vigtigt at kende til sendernes placeringer. Det er nødvendigt at kunne lokalisere alle trådløse kilder, hvis vi skal kunne forebygge kroniske helbredsskader, men hverken WiFi, Wlan eller TETRA sendere kan lokaliseres på IT- og Telestyrelsens hjemmeside (15). Med viden om trådløse kilder kan vi træffe beslutninger om, hvor det er bedst at bo, og med viden om, hvilke retninger mikrobølge signaler kommer fra, kan vi afskærme os bedst muligt.

For tiden har vi minimal indflydelse på opsætning af WiFi og Wlan bredbåndssendere i lokalområdet. Sendere er ikke licensbelagt, de kan opsættes overalt, og det sker i stigende grad imod borgernes vilje. Derfor er der brug for en *lokal trådløs politik* i landets kommuner.

Skal det f.eks. være tilladt med trådløs adgang til internet i kommunens skoler?
Skal det være tilladt at bruge mobiler som et arbejdsredskab i folkeskolen?
Skal det være tilladt med lednings fri telefoner i børneinstitutioner?

Forhåbentlig ikke, for børns hjerneaktiviteter og indlæringsevne forringes af trådløse påvirkninger, og konsekvenserne er uoverskuelige på langt sigt.

Faste forbindelser via kobbernet, kabelnet og fibernet til telefon og internet er mindre skadevoldende.

44

1. Grigoriev, J.: (2003) *Biological effects of mobile phone electromagnetic field on chick embryo* (risk assessment using the mortality rate), Radiats Biol Radioecol, 43 (5): 541-543.
2. Magras, I.N.; Xenos, T.D.: (1997) *RF Radiation-Induced Changes in the Prenatal Development of Mice*, Bioelectromagnetics; 18: 455-461.
3. Protection from biological effect of electromagnetic field
   http://www.tesla.ru/english/protection/standards.html
4. www.mobilmast.dk/FreiburgAppellen.pdf
5. www.actac.info
6. http://www.mb.au.dk/da/om/global/nyt/2007/3xnature
7. Sillesen, Stine: (2007) *Er luften fuld af farlige stråler?* Dags Dato TV2 d. 28. okt. http://sputnik-dyn.tv2.dk/popup.php?nodeId=9171417&channelId=0
8. www.feb.se
9. http://www.thepeoplesinitiative.org
10. Dansk amerikansk forskning af Jørn Olsen & Leeka Kheifets, der fandt en statistisk sammenhæng mellem gravide kvinders brug af en mobil og deres børns senere adfærdsvanskeligheder.
    http://www.electrosense.nl/nl/download/6
11. Rezk A.; Abdulquawi, K.; Mustafa, R.M.; Abo El-Axm, T.H. & Al-Inany. H.: *Natal and neonatal responses following maternal exposure to mobile phones.*
    http://www.ncbi.nlm.nih.gov/pubmed/18246230?dop=Abstract
12. Påbegyndt børnemobil forskning i Rusland ved Yuri Grigoriev. Endnu ikke publiseret.
13. *Mobilsnakker du dig til cancer og Alzheimer?*
    http://www.computerworld.dk/art/55917
14. *Kæmpeundersøgelse skal slå fast om mobilstråler er skadelige* http://ing.dk/artikel/108297
15. www.mastedatabasen.dk

Miljøofre

Danskere er dybt fascineret af trådløs højteknologi, og der sælges rigtig mange smartphones, bærbare computere med indbygget WiFi teknik samt indendørs WiFi routere, som kan etablere adgang til internettet - hvor som helst og når som helst. I dag er det vigtigt at være på internettet, og der kommunikeres i dag mere via Facebook, end der tales i mobil.

Der kommer samtidig flere og flere miljøofre på grund af elektromagnetiske bestråling (EMR). Der er en stigende trådløs forurening (elektrosmog), og alle og enhver kan blive *miljøofre*. Ingen kan vide sig sikre, og børn er mere sårbare end voksne. Jeg tvivler på, at YouTube og Facebook brugere ved, at der findes el-overfølsomme mennesker, som desperat leder efter et sted uden bestrålinger, hvor de kan overleve. De kaldes *miljøflygtninge* (1).

Der findes mange beretninger fra el-overfølsomme mennesker om deres isolerede dagligdag, hvor de er frataget borgerlige rettigheder. De kan ikke længere opholde sig i det offentlige rum, fordi det er fyldt med trådløse signaler (2) (3), men desværre er der tradition for *ansvarsforflygtigelse* ved miljøforureninger (4), og det ved vi fra tidligere kemiske katastrofer.
Det taler for sig selv, at Miljøstyrelsen i Miljøministeriet skriftligt har oplyst (5), "at selv om de har stor forståelse for den svære situation, mennesker med El-overfølsomhed står i, falder elektromagnetisk stråling ikke under Miljøministeriets ressortområde". Der henvises til IT- og Telestyrelsen samt Sundhedsstyrelsen (SST) vedrørende EHS problemstillinger, men SST mangler jo biofysiske kompetencer!

EHS (ElectroHyperSensitivity) har været kendt længe, og allerede i 1970´erne blev der påvist skader hos sovjetiske arbejdere på elværker på grund af elektromagnetiske felter (EMF).

EHS tog til i Danmark for omkring 25 år siden, da brugere af gamle computerskærme fik gener. De fik en brændende fornemmelse i huden, hovedpine, svimmelhed, ledsmerter, søvnproblemer, hjertebanken og nedsatte mentale funktioner. Med udbygningen af trådløse samfund med mikrobølgebestråling fra 3G sendere og bredbåndssignaler fra WiFi og Wlan er antallet af el-overfølsomme mennesker i kraftig stigning.

Hver gang nye menneskeskabte skadelige stoffer og teknikker fører til miljøforurening, arbejdsskader og miljøofre, så pågår der en lang og besværlig kamp for at få anerkendt en årsagssammenhæng.

Det ved vi fra forløbene omkring dioxin, asfalt, asbest, bly, opløsningsmidler, radioaktivitet og methylkviksølv, og når skaderne sker på grund af lav og langvarig eksponering, så er bevisbyrden ekstra tung.

Det kan mange danske tandklinikassistenter tale med om. De er blevet beskyldt for indbildt syge, fordi danske læger ikke bruger hverken avanceret teknisk udstyr eller provokationstest med specielle lægemidler, når de tester for tungmetaller, selv om disse midler kan være med til at frigive tungmetaller fra depoter i kroppen, så de kan måles i blodet (6). At disse midler samtidig forværrer generne hos de kviksølvskadede er en anden sag.

Arbejds- og miljømedicinere, der undersøger miljøofre med EHS og MCS, har desværre fordomme, manglende viden samt mangelfulde undersøgelsesmetoder og laboratorier. Derfor foregår der en løbende *mistænkeliggørelse* af nye miljøofre i Danmark, der stemples med liaisonpsykiatriske skøn hos arbejds- og miljømedicinere, som ved lidt om alt (generalistuddannede), men som også ved, at specialisering er nødvendig. Den findes allerede i Tyskland og Frankrig. Det er desværre en sejlivet påstand, at EHS og MCS er psykosocialt betinget, men i Tyskland er angivelig nu blevet forbudt at stemple MCS ramte som psykiatriske tilfælde.

Frekvensfølsomhed er en realitet, og mennesker kan blive overfølsomme over for mange forskellige frekvenser i det tekniske frekvensspektrum. Nogle mennesker reagerer på infralyd, andre på støj, lavfrekvente elektromagnetiske felter eller højfrekvente radio- og mikrobølgesignaler.

Derfor er det nødvendigt med *frekvensudredning* hos EHS ramte ganske som det tidligere var tilfældet med allergiudredning hos allergologiske speciallæger, men desværre har Sundhedsstyrelsen nedlagt det allergologiske speciale.

Skal det stigende antal af børn og voksne med allergi og overfølsom ikke længere udredes, men kun symptombehandles i Danmark?

Specialviden og opdaterede undersøgelsesmetoder er en forudsætning for *optimal behandling*, og den findes i blandt andet Tyskland, Frankrig og Dallas i Texas, hvor EHS og MCS ramte kan blive diagnosticeret hos speciallæger med nyudviklede undersøgelsesmetoder. Imens bliver mennesker med EHS og MCS *fejldiagnosticeret* i Danmark!

Den tyske specialist dr. *Hachman Brautbar* har hjulpet flere EHS miljøofre i sager, hvor der var tvivl om, hvorvidt helbredsskader skyldtes miljøbelastninger (7).

Sundhedsstyrelsens Center for Forebyggelse mangler *biofysiske kompetencer*, derfor frasorterer det vigtig biofysisk forskning og *fejlvurderer* en EHS problematik. Har SST også frasorteret forskning fra det franske cancerforskningsinstitut ARTAC, der har undersøgt EHS ramte med nye metoder og fundet sygelige hjerne- og blodbilleder (8)?

48

Den canadiske forsker *Magda Havas*, hvis videoer varmt kan anbefales (9), har også dokumenteret fysiologiske skadevirkninger ved EMF og EMR.

Det er vigtigt at synliggøre *EHS miljøofre* som et samfundsproblem i Danmark, og det vil ske på en konference d. 9. oktober 2010 på Christiansborg, for antallet af el-overfølsomme er i kraftig stigning.

Selv om EHS ikke er allergi i lægevidenskabelig forstand, så må der foretages en vigtig parallel. For ganske som fødemiddelallergi kan fremprovokeres af mange forskellige fødemidler, kan EHS fremprovokeres af mange forskellige former for EMF og EMR.
Ved fødemiddelprovokationsforsøg blev der tidligere foretaget en *differentiering*, fordi mennesker, der er allergiske for f.eks. nødder, mælk eller kartofler, ikke får reaktioner, når de udsættes for f.eks. æg eller tomater.
Det er også meget vigtigt med differentiering ved eksponeringsforsøg på EHS ramte, men de foregik ikke ved nogle korttidseksponeringsforsøg på EHS ramte, hvor en individuel frekvensfølsomhed ikke blev kortlagt forud for forsøgene.
Når der *ikke* foretages en frekvensudredning, og alle deltagende el-overfølsomme mennesker udsættes for de samme frekvenser, så er resultaterne ikke valide eller gyldige, men tværtimod *misvisende*. Ud fra disse misvisende korttidseksponeringsforsøg påstår WHO, EU og Sundhedsstyrelsen, at resultaterne er "bevis" for, at der ikke er en årsagssammenhæng med EHS og elektromagnetiske eksponeringer. Det må være *ansvarspådragende* at misinformere befolkningen på den måde.

Sverige var foregangsland vedrørende EHS, og pioneren *Olle Johansson* beskrev tidligt hudreaktioner, der blev kaldt Screen Dermatitis. Det var også den svenske Tjänstemännens Centralorganisation, TCO, der udviklede mindre skadelige

computerskærme. I Sverige var der tidligt fokus på en
årsagssammenhæng imellem elektromagnetiske påvirkninger
og EHS, og det er der stadig!
Allerede i 1987 blev der stiftet en EHS forening i Sverige. I
dag har den navnet Elöverkänsligas Riksförbund, og der kan
hentes nyttig vide på deres hjemmeside (10). Foreningen er
knyttet til det svenske Handikappförbundens Samarbetsorgan,
HSO, fordi EHS er anerkendt som et *multiple
funktionsnedsættende handikap,* og foreningen modtager
statstilskud.
I Sverige er der stor opmærksom om § 22 i FN´s standardregler
for handikappede, der angår diskrimination og tilgængelighed i
samfundet, for de bør selvfølgelig også gælde for EHS
handikappede.

I 1992 blev der også oprettet en el-overfølsomhedsforening i
Danmark, og der blev afholdt to konferencer om el-
overfølsomhed i København i 1993 og 1994, så dengang var vi
på forkant med en EHS problematik (11). Desværre forlod
mange ressourcestærke medlemmer foreningen, da der blev
udviklet mere sikre computerskærme, og de resterende
medlemmer er hårdt ramt af EHS.
Uden statsstøtte og med mistænkeliggørelse fra læger og
myndigheder er det svært at få EHS anerkendt som et multiple
funktionsnedsættende handikap i Danmark, men måske kan
den ovennævnte konference være et skridt på vejen.
I dag lægges en EHS problematik på den enkeltes skuldre i
Danmark, og EHS ramte er nærmest retsløse i forhold til
sociale myndigheder, fordi de bliver *fejldiagnosticeret.*

I den norske EHS forening (12), der også modtager
statstilskud, er der et tæt samarbejde med Norges
Miljøvernsforbund, der i efteråret 2009 arrangerede en
videnskabelig international EMF konference om blandt andet
de uholdbare grænseværdier (13).

I Norge er der også oprettet foreningen "Folkets strålevern" (14).

I Danmark er vi nødt til at tale åbent om:

- At EHS kan være forårsaget af mange forskellige EMF og EMR påvirkninger.
- At der findes mange forskellige skadevirkninger eller funktionsnedsættelser hos EHS ramte.
- At også børn og unge kan få EHS.
- At det er på høje tid med forebyggelse.

Den svenske læge Olle Johansson, Karolinska Institutet i Stockholm, som i mange år har råbt højt på vegne af EHS skadede, vil på den omtalte konference få overrakt en hædersgave for sin vedholdende EHS forskning gennem 30 år. Men desværre virker WHO´s nedprioritering af kausal EHS forskning efter hensigten, så O.J. og andre har fået frataget deres forskningsbevillinger. Til gengæld er Olle Johansson blevet professor på Kungl. Tekniska Högskolan i Stockholm.

Nu skal der i stedet fokuseres på udvikling af nanomedicin til *symptombehandling* af miljøofre, så der kan tjenes store penge. Den tidligere beskrevne vigtige ion-forskning i Århus, hvor ioner hos mennesker, dyr og planter blev fotograferet på nanoniveau (15), har desværre også været nødt til at ændre kurs.

Miljøskadede mennesker føler sig generelt *afmægtige* i forhold til magtfulde trådløse producenter, politikere og sundhedsmyndigheder. De siger samstemmende, at hvis de havde kendt til en given miljøfare, så havde de søgt at undgå faren i tide, og derfor er det dybt uansvarligt, når vi borgere ikke informeres om en trådløs fare.
Mikrobølger er en trussel for alt levende.

Godt at der findes opmærksomme borgere, NGO organisationer og "ubekvemme" forskere, der løbende oplyser os om de fakta, som sundhedsmyndigheder *fortier*.

Hvis miljøofre med EHS skal sættes på dagsordenen, er der brug for, at der kommer nye medlemmer med overskud i den danske EHS forening (16), for de nuværende er for hårdt ramt, og de bruger alle deres kræfter på at overleve.

Der er også brug for et tæt samarbejde med sundheds- og miljøaktivister i andre organisationer, og det er glædeligt, at flere organisationer er med til at arrangere konferencen om *"Bagsiden af det trådløse samfund"*.

Af hensyn til miljøet og vores helbred er det vigtigt, at vi i fremtiden kommunikerer på en mindre miljøbelastende og helbredsskadelig måde via kobbernet, kabelnet og fibernet. Desværre ønsker den nye videnskabsminister Charlotte Sahl-Madsen, at udviklingen skal foregå på markedsvilkår, og hun vil ikke pege på en konkret teknologi.

Forbrugerrådet vurderer til gengæld, at det kun er fiber, der kan imødekomme fremtidens behov.

I Rusland kom der sidste år mange nye fiberforbindelser, og flere østlande er også godt med.

Men i Danmark og i det øvrige Europa halter vi langt bagefter andre verdensdele vedrørende *fiberforbundne husstande*.

Skal vi i Danmark blive verdensmestre i trådløse miljøofre?

1. Gunilla Ladberg: (2009) *Eet vackert fängelse.* På flykt från el och mobilstrålning, Gunilla Ladberg pædagogik og språk.
2. Margit Topperup: (2001) *Eloverfølsomhed en sand gyser*, eget forlag.

3. Granlund-Lind, Rigmor och Lind, John (Red):
   (2002) *"Svart på Nitt" Röster och vittnesmål om elöverkänslighet*, 2002, Mimers Brunn Kundskapsförlaget.
4. Bruun, Bente-Ingrid: (2009) *De trådløse samfund – Myter & Fakta*, Forlaget Bod, side 211-236.
5. Svar på henvendelse om el-overfølsomhed. J. nr. MST-609-00090, 21. april 2010 fra Miljøministeriet.
6. Hanne Koplev: Om kelaterende lægemidler ved provokationstest.
   http://snowboat.no/Koplev_intro.htm
7. www.environmentaldiseases.com
8. www.artac.fr
9. http://www.youtube.com/user/magdahavas#p/u/5/L7E 36zGHxRw-magda Søg under Dect-phones and magda havas
10. www.feb.se
11. Henningsen, Lis; Hynne, Else; Katajainen, Jyrki & Outzen, Karin (Eds.), (1994) *"El-overfølsomhed"*. Rapport fra temadagen om el-overfølsomhed d. 19. august 1993.
12. www.felo.no
13. www.emf2009.no
14. http://stralevern.no
15. http://www.mb.au.dk/da/om/global/nyt/2007/3xnature
16. www.ehsf.dk

Forebyggelse før og nu

I Søfartsstyrelsen er der fokus på forebyggelse og
søfartssikkerhed, for det er farligt at være på havet.
Med den
øgede mikrobølgebestråling er det også blevet farligt at leve i
trådløse samfund, og det er på høje tid, at der igangsættes
forebyggelse.
Ved forebyggelse tager samfundet et ansvar i forhold til
borgernes helbred, og derfor findes der et *Center for
Forebyggelse* i Sundhedsstyrelsen.
Men i disse år lægges ansvaret for eget helbred i stigende grad
på den enkeltes skuldre, selv om vi hverken har indflydelse på
passiv mikrobølgebestråling fra alskens udendørs sendere eller
på kemiske tilsætningsstoffer i fødemidler.

Profylakse eller forebyggelse handler om tidlig indsats i
forhold til helbredsskader og sygdom, og for mange år siden
blev der i Danmark sat fokus på arbejdsmiljøet. Når der blev
opdaget en sundhedsskadelig faktor som f.eks.
opløsningsmidler, så blev der iværksat beskyttende tiltag, og
der blev fundet uskadelige erstatninger. I dag bør der sættes
fokus på den omsiggribende trådløse kommunikation på
landets arbejdspladser, så arbejdsskader kan forebygges. Men
den trådløse forurening stiger dag for dag i Danmark, uden at
der iværksættes centrale forebyggende tiltag eller beskyttelse af
befolkningen (1).

I pjecen *"Terminologi, forebyggelse, sundhedsfremme og
folkesundhed"* fra 2005 (2), står der, at *primær forebyggelse* er
vigtig, fordi den har til formål at forhindre sygdom. Alligevel
er primær trådløs forebyggelse næsten ikke eksisterende i
Danmark. Sundhedsstyrelsen finder det åbenbart
helbredsmæssigt uproblematisk, at WiFi og 3G signaler
bestråler børn og unge i folkeskolen og i offentlige

transportmidler, og Sundhedsstyrelsen korrigerer ikke storforbrugende unges fejlagtige tro på, at de er usårlige, når de trådløst surfer på nettet.

Sundhedsstyrelsen har lagt ansvaret for børns trådløse forbrug over på forældrene og bagatelliserer på uansvarlig vis den trådløse sundhedsrisiko.

Det må være *ansvarspådragende*, når Sundhedsstyrelsen undlader at oplyse om en trådløs fare hos sårbare grupper som gravide, børn og mennesker med f.eks. epilepsi?

Der var engang, hvor Danmark var foregangsland. Vi var først ude i EF omkring farlige opløsningsmidler, men sådan er det ikke længere, selv om megen forskning bekræfter, at en forebyggende indsats virker. Det hænger formentlig sammen med EU´s nye folkesundhedspolitik eller *Sundhedsprogram* (2008-2013) (3) (4), hvor forebyggelse er *nedprioriteret*. Der kan ikke tjenes penge - her og nu - på proaktive forebyggende handlinger, og økonomisk vækst har høj prioritet i EU. Så nu skal der forebygges i EU med nyt sigte, for forbrugere skal ikke i fremtiden ligge samfundet til byrde.

Sundhedsstyrelsen har allerede årlige bekostelige kampagner imod livsstilssygdomme, men hvornår kommer der kampagner imod unges *trådløse livsstil*?

Mennesker, der får Alzheimer, bliver yngre og yngre.

Der er mange risikofaktorer i højteknologiske samfund, og antallet kan virke overvældende, men det er vigtigt at reducere forekomsten af risikofaktorer. Derfor er det godt, at der er kommet et midlertidigt forbud imod det hormonforstyrrende stof Bisphenol A, et tilsætningsstof til plastprodukter, der ikke længere må tilsættes i produkter til 0-3årige i Danmark.

Der tales om *sundhedsfremme*, som lige nu er kommunernes ansvar, men kommuner bliver *misinformeret* om mikrobølge risici af Sundhedsstyrelsen, og kommunerne kan ikke løfte ansvaret, fordi de samtidig skal leve op til EU direktiver og forordninger. Desværre har EU og teleindustrier magten, mens ansvaret lægges tungt på kommuner og den enkeltes skuldre.

Der pågår store kommunale folkelige undersøgelser vedrørende den enkeltes kost, rygning, alkohol og motionsvaner (KRAM undersøgelser), men trådløse vaner er *ikke* medtaget i disse undersøgelser. Selvfølgelig kan mange nedsætte forbruget af alkohol, sukker og tobak samt øge motionen, men er det disse faktorer eller trådløse påvirkninger, som i fremtiden vil veje tungest på vægtskålen omkring helbredsrisici?

Vi ved, at folkesundheden skranter, og i Norge har man vurderet, at kun 10 % af befolkningen kan betegnes som raske. Hvordan kan folkesundheden blive bedre? Det er ikke nok med helbredstjek hos lægen, og det er ikke nok at måle og kontrollere den enkeltes helbred og livsstil. Vi er nødt til at se nærmere på de *samfundsmæssige faktorer*, som er med til at nedbryde menneskers helbred. Bestrålinger med mikrobølger er en af dem, og det er min og andres vurdering, at bestrålinger fra GSM, UMTS, TETRA, Bluetooth, WiFi, Wlan, WiMax, digitale TV, radar og satellit sendere, som vi udsættes for døgnet rundt, er den aktuelt væsentligste sundhedsskadelige faktor!

I EU træffes der finansielt kortsigtede beslutninger om højteknologisk udbygning, hvor menneskelige og miljømæssige omkostninger ikke er medregnet. Det kan blive rigtig dyrt på langt sigt, for når mikrobølger hverken kan ses, høres eller mærkes, og befolkningen ikke advares om en trådløs fare, så forbruge de rigtig mange trådløse teknikker og produkter. Derfor må der stilles krav om *advarselsmærkater* på trådløse produkter!

Det er på høje tid, at der påbegyndes en samfundsmæssig *strukturel forebyggelse* (5), så sårbare grupper i langt mindre grad udsættes for mikrobølger i det offentlige rum. Samfundet må tage et ansvar for landets gravide og børn, for de er fremtidens ressourcer!

En strukturel forebyggelse skal omfatte nedsættelse af grænseværdier for trådløse signaler, og det skal ikke længere være tilladt at markedsføre nye modulerede og pulserende bredbåndssignaler, *før* de er testet for helbredsskadelige bivirkninger.

Det skal ikke længere være tilladt at opsætte hverken 3G mobilsendere eller WiFi installationer, hvor børn opholder sig, dvs. på skoler, daginstitutioner, idrætsområder eller biblioteker. Det skal heller ikke længere være tilladt at opsætte mobil og TETRA sendere tæt ved og på hospitaler (6). Patienters helbredelse fremmes ikke af mikrobølge bestråling døgnet rundt.

Der skal inddrages trådløse faktorer, når mennesker bliver syge eller stressede. Børnelæger skal inddrage trådløse årsager, når børn har hovedpine, søvnvanskeligheder, ADHD eller autisme. Selvfølgelig skal børn behandles for disse lidelser, men medicinsk og psykologisk behandling er ikke nok til at forhindre nye ADHD eller ADHD lignende tilfælde (7). Børnekræftlæger skal inddrage miljøfaktorer som trådløs bestråling hos børn, der får hjernekræft eller leukæmi (8). Der skal fokus på, hvilken betydning en trådløs miljøfaktor har for den forringede folkesundhed og for stigningen i kræftsygdomme hos børn. Ellers kan vi ikke forebygge på rette vis.

Desværre har begrebet forebyggelse fået en ny drejning og kan nu også bruges til at lukke munden på kritiske borgere. I 2009 blev der vedtaget en såkaldt lømmelpakke. Med nye bevillinger og magtbeføjelser til politiet, blev der foretaget *forebyggende anholdelser*, da borgere brugte deres ytrings- og forsamlingsfrihed ved den store fredelige demonstration under klimatopmødet COP 15 i København.

Heldigvis findes der mennesker, som har mod og overskud til at være *sandhedsvidner* om skadevirkninger i trådløse samfund, og der kan stadig arrangeres debatskabende konferencer.

Selvfølgelig skal den enkelte borger ikke pålægges et individuelt ansvar for helbredsmæssige trådløse skadevirkninger, der er følgevirkninger af direktiver og forordninger fra EU, der magtfuldt styrer udbygningen af trådløse samfund.

I Frankrig er der modige aktivister i Next-up organisationen (9), hvis hjemmeside er et besøg værd, og der findes også aktivister og sandhedsvidner i Sverige (10).

Gunilla Ladberg har synliggjort problemet med miljøflygtninge (11), og *Robert Sjunnesson* har synliggjort aktuelle mikrobølgebelastninger i flere svenske byer (12).

Forhåbentlig kommer der snart tilsvarende målinger af den trådløse forurening i København.

Indtil der bliver iværksat primær forebyggelse mod trådløse helbredsskader i Danmark, har vi desværre kun os selv og hinanden at stole på.
Der er tidligere gode erfaringer med *hjælp til selvhjælp*, og der kan hentes oplysninger om mulig forebyggelse, beskyttelse og afskærmning imod tidens bestrålinger på en lang række hjemmesider, som er medtaget sidst i bogen.

1. http://members.aol.com/Gotemf/group
2. www.sst.dk/publ/publ2005/cff/termpjece/termpjece3j un05.pdf
3. http://ec.europa.eu/health-eu/about_da.htm

58

4. *Sammen om sundhed*: en strategi for EU 2008 -2013
   http://ec.europa.eu/health/index
5. *Er sundhed et personligt valg?* (2006) Et debatoplæg
   om forebyggelse i Danmark. Mandag Morgen og
   Trygfonden.
6. www.mastedatabasen.dk
7. http://www.dr.dk/Nyheder/Indland/2010/03/25/22404
   6.htm
8. http://www.dailymail.co.uk/health/article-1027699/14
   -die-cancer-seven-years-living-phone-mast-highest-
   radiation-levels-UK.html
9. www.next-up.org
10. www.vagbryteran.se
11. Ladberg, Gunilla: (2009) *Ett vackert fängelse*. På flykt
    från el och mobilstrålning. Gunilla Ladberg pedagogik
    og språk, 2009.
12. www.elektrosmog.se

Selvbeskyttelse og afskærmning

Indtil der kommer en nødvendig primær forebyggelse i Danmark imod helbredsskader fra tidens mikrobølger, må vi selv finde ud af, hvordan vi kan beskytte os selv, vore børn og børnebørn imod bestrålinger. Vi kan startes med at kigge nærmere på det trådløse forbrug, og selvbeskyttelse kan blandt andet foretages via fravalg eller ændringer af trådløse vaner.

Selv om trådløst storforbrugende unge føler sig usårlige, så er det nødvendigt at snakke med dem om deres trådløse livsstil, hvis de har hovedpine, sover dårligt eller er begyndt at tage lykkepiller, for de unge sætter ikke deres gener i forbindelse med et trådløst forbrug. Det gør læger desværre heller ikke. Det er ikke realistisk at få unge til at opgive en trådløs livsstil, men de kan forhåbentlig indse, at det ikke er nødvendigt at være på YouTube eller Facebook via trådløse forbindelser - når som helst og hvor som helst. De skal *informeres* om, at der findes faste uskadelige kabel og fiber forbindelser til internettet. Forhåbentlig skal de unge ikke blive syge, før de tager en trådløs fare alvorligt.

Afskærmning imod bestrålinger er ikke kun nødvendigt for el-overfølsomme mennesker. Det er også en vigtig forebyggende foranstaltning for gravide, børn og andre, der ønsker at bevare et godt helbred. Da udendørs mikrobølgesendere er aktive døgnet rundt, kan det være nødvendigt at afskærme i hvert fald børns soveværelser med enten maling, væg folie eller et stofmateriale med indvævet metal, for det er vigtigt, at børn sover ubestrålet, så kroppen kan regenerere om natten. Der findes efterhånden et stort udvalg af *beskyttelsesmaterialer*, men produkterne skal udvælges med

kritisk sans (1), for hvad er der brug for, og hvilken løsning er bedst set i forhold til pris og effekt?
Nogle starter med at leje en afskærmende sovebaldakin.

Før der træffes beslutning om afskærmning imod trådløse signaler, må det afklares, hvilke trådløse signaler, der er tale om, og hvor de kommer fra?
Det er vigtigt at få undersøgt, om signalerne kommer fra udendørs eller indendørs sendere, og det er ikke alle signaler, der er lige farlige. De gamle 2G/GSM signaler er f.eks. ikke så helbredsnedbrydende som 3G/UMTS og WiFi mikrobølgesignaler, der har modulerede og pulserende signalkvaliteter.

På IT- og Telestyrelsens hjemmeside (2) er det muligt at lokalisere nogle ydre mastesendere ud fra en konkret adresse. Det er muligt at se, hvor der findes 2G/GSM og 3G/UMTS mastesendere og hvilke, der er planlagt inden for en 2årig periode. Herved kan vi få viden om, hvilke retninger signalerne kommer fra, og kommer de fra flere retninger, så kan der forekomme *krydsbestrålinger*. De findes desværre i mange byer.
Det er uacceptabelt, at lokalisationer af TETRA sendere samt mobile bredbåndssendere som Wlan og WiFi sendere ikke er offentliggjort på IT- og Telestyrelsen hjemmeside, og mig bekendt kan vi heller ikke få deres placeringer oplyst på anden måde.

Ydre signaler kan afskærmes med reflekterende eller absorberende materialer. Er der til gengæld tale om indendørs sendere som f.eks. en WiFi router eller en gammeldags Dect basestation til lednings fri telefoni, er det vigtigt, at signalerne ikke lukkes inde. En afskærmning kan forværre situationen, fordi signalerne bliver rundkastet indendørs, og det har den franske aktivistorganisation Next-up illustreret på glimrende vis (3).

Det kan også være nødvendigt at få klarlagt en aktuel
bestrålingsbelastning for at kunne foretage en korrekt
afskærmning.

Der findes forbrugervenlig teknik, som umiddelbart kan bruges
af enhver, og som hurtigt kan give et hint om mobilsignalernes
styrke. En *Electrosmog Detector* (4), der er udviklet af
englænderen Alistair Phillips i Powerwatch, kan være en god
hjælp. Den er batteridrevet, kan holdes med én hånd og købes i
Danmark for omkring 600 kr. (5).
Når styrken er over 0,1W/m2, afgiver apparatet lyde, og jo
højere signalstyrke, jo højere lydniveau. Hvis Elektrosmog
Detektoren støjer kraftigt, så er tiden inde til at overveje en
afskærmning imod bestråling.

Trådløse WiFi bredbåndssignaler fra f.eks. naboer kan også
hurtigt afsløres med en lille handy *WiFi Finder Plus* (6), og
den koster kun 300 svenske kroner.
Da dens formål er at finde frem til HotSpots, så lyser den rødt,
når der ikke er WiFi signaler, mens den til gengæld angiver en
aktuel WiFi signalbelastning med fra 1 til 5 små grønne lys.
Den er gavnlig, når naboer og genboer går trådløst på
internettet, og den kan afsløre, hvordan WiFi signalers
belastning varierer døgnet rundt. Belastningen er ofte mindst
om natten og tidligt om morgenen, hvorimod den kan tage
kraftigt til ved frokosttid, sent på eftermiddagen og om aftenen.

Indendørs WiFi routere eller sendere rækker flere hundrede
meter, og de er efterhånden et problem i tæt bebyggede
områder. Mange WiFi brugere tænker ikke på, at naboer og
genboer bliver *passivt* medbestrålet imod deres vilje. Det kan
være nyttigt at have en WiFi Finder Plus med i lommen, når
man færdes i det offentlige rum, så en aktuel WiFi belastning
kan registreres, for der kan være unødig megen WiFi bestråling
i tog og busser.

Det skulle være forbudt at WiFi bestråle gravide og børn i et offentligt transportmiddel!

Svenskeren *Robert Sjunneson* har målt trådløse signaler i flere svenske byer, og resultaterne er skræmmende. Der er f.eks. en kraftig bestråling på hovedstrøget i Stockholm (7), hvor gravide, små børn og mange andre færdes, og hvorfor skulle det være anderledes i København! Der er steder i storbyer, som det er klogt at holde sig væk fra.

Hvis der ønskes eksakte målinger af trådløse signaler, kan der købes *måleinstrumenter*.
Der kan f.eks. købes et meget sensitivt HF38 B apparat, der kan måle både GSM, DAB, DECT, UMTS, Bluetooth og andre mobile bredbåndssignaler. Det koster ca. 4.600 kr. hos RTK AB i Sverige (8).
De fleste kan klare sig med mindre sensitive måleinstrumenter, og svenskeren *Kalle Hellberg*, Maxicom (9), har taget en række billige apparater hjem fra USA, der kan måle både EMF og EMR. De fleste måler kun op til 3GHz, men der findes også et måleinstrument, der kan måle op til 6GHz, og det kan købes for ca. 1350 svenske kroner (9). (WiMax sender f.eks. signaler ved 5GHz, men disse signaler er endnu ikke så udbredt).

Samlet er der forskellige måder at foretage egenomsorg eller selvbeskyttelse på:

- Vi kan *fravælge* trådløse signaler fra f.eks. en WiFi router, trådløse alarmer, gammeldags DECT telefoner og Bluetooth headsæt, og vi kan fravælge at leve i "intelligente" trådløse hjem.

- Vi kan overveje at skifte bolig og flytte til et mindre strålebelastet område.

- Vi kan fravælge eller udskifte møbler og personligt udstyr af metal, der er et ledende materiale (10).

- Vi kan *beskytte* vores bolig og os selv med forskellige afskærmningsmaterialer (11) (12).

- Vi kan styrke vores immunsystem med kost og vitamintilskud, så vi bliver mere modstandsdygtige (13).

- Vi kan undersøge, om vi har gavn af alternative produkter. Nogle har gavn af en Støjfeltteknik/EMX Biochip, som er udviklet til gavn for radarpersonale (14).
Andre fortæller, at de har fået genoprettet bio-ubalancer med homeopatiske præparater og/eller nanoteknikker som Q-link, Sympathetic Resonance Teknik (15) samt Ray-Guard (16).
Selv har jeg gavn af *energimedicinske tiltag*, men jeg kan ikke anbefale køb af alternative produkter, før det er energitestet, om de vil have en positiv virkning. Det er ikke alle, der får gavn af de nævnte produkter.

Det nye videnskabelige fagområde, der kaldes *energimedicin* (vibrational medicine) er fremtidens medicin. Det angår bio-elektromagnetiske tiltag, der har til formål at genoprette bio-ubalancer (17).
Fagområdet giver håb om udvikling af energimedicinske undersøgelses- og behandlingsmetoder, men desværre har danske læger generelt fordomme imod energimedicin.

Forhåbentlig kommer der snart et lægevidenskabeligt paradigmeskift, for der er brug for, at danske arbejds- og miljømedicinere inddrager undersøgelser og behandlinger på et nanoplan. Det er nødvendigt, for at miljøofre med EHS og MCS kan blive udredt på kvalificeret vis og få optimal behandling.

Da mennesker bio-elektromagnetisk er ret så forskellige, er det nødvendigt at finde individuelle løsninger på trådløst forårsagede bio-ubalancer.

Til gengæld findes der generelle råd om, hvordan vi overlever bedst muligt i trådløse samfund, så skadevirkninger bliver mindst mulige.

1. www.yshield.eu
2. www.mastedatabasen.dk
3. http://www.next-up.org/Newsoftheworld/Protection.php#1 Next-up News Nr. 1305
4. www.detect-protect.uk
5. www.ehsfri.dk
6. www.dustin.se/pd_5010082097.asp
7. www.elektrosmog.se/2009/03/en_unik_guidning_i_gamla-stan.htc
8. www.rtk.se/index.htm
9. www.maxicom.se/Maetinstrument.htm
10. http://www.emfields.org/publications/hand book.asp
11. www.yshield.com/en/index.htm
12. www.feltfri.dk
13. Sanne Ehdin: (2003) *Det selvhelbredende menneske,* forlaget Aschehoug.
14. www.emxbiochip.com
15. http://www.q-linkproducts.com/Scripts/default.asp
16. http://humanfirewall.com/DK/rayguardbestilling.htm
17. James Oschman: (2000) *Energy medicin".* The scientific basis, Churchill Livingstone.

Gode råd og advarsler

Der findes gode råd om mobiltelefoni, men der kommer også flere og flere *advarsler* om helbredsskadelige følgevirkninger af modulerede og pulserende mikrobølger i f.eks. WiFi. Derfor er det nødvendigt at skrive om både gode råd og advarsler.

Oplysninger herom kan findes på hjemmesider, men de kan også læses i bøger, og den engelske organisation *Powerwatch* har udgivet en anbefalelsesværdig håndbog (1), som kommer langt omkring.
Camilla Ree og Magda Havas har også skrevet en lille "Public Health SOS" bog (2).

Den russiske professor *Yuri Grigoriev*, der er formand for den russiske strålebeskyttelseskommission, udsendte allerede i 2003 en *officiel advarsel* imod børn og andre sårbare gruppers udsættelse for elektromagnetiske påvirkninger (3).
I 2008 kom der også en advarsel imod et stort forbrug af mobiler fra Dr. *Ronald Herberman*, der er leder på Pittsburgh Universitet (4). R.H. opfordrede sine godt 3.000 ansatte til at bruge mobilen med omtanke, dvs. ikke for meget.

Gode råd om mobiltelefoni drejer sig om: Hvordan, Hvornår, Hvor meget og af Hvem, mobilen kan bruges på den mindst usunde måde.
Da der i dag er indbygget WiFi teknik i mange smartphones, så må gode råd om et mobilforbrug suppleres med advarsler omkring trådløse bredbåndssignaler (5).

- Mobilbrug *frarådes* generelt hos børn, fordi deres hjerneskal er tyndere, og hjernen først er færdigudviklet omkring 20 års alderen.

Et mobilsignal går næsten igennem hjernen hos en 5årig, og 2årige skal *ikke* tale med mormor i en mobil eller opholde sig for længe i en bil med mobiltalende forældre. Børn skal kun bruge en mobil til nødkald. Nogle lande fraråder mobiler indtil 12 eller 16 års alderen!

- Lange samtaler *frarådes*. En mobil er til korte beskeder. En god lang snak skal tages fra en fast telefonforbindelse.

- Når modtageforholdene er dårlige, f.eks. i tog, biler og busser, så *frarådes* det at tale i mobil, fordi sendestyrken øges.

- Det *frarådes* at holde mobilen tæt til kroppen. Mobilen skal hverken lægges i venstre jakkelomme nær hjertet, eller i en bukse- eller jakkelomme nær testikler og ovarier. Læg mobilen i tasken af hensyn til din frugtbarhed!

- Det *frarådes* at bruge en mobil lige før sengetid, så søvnen ikke forringes. Kroppen har brug for regeneration om natten, og det frarådes at ligge med mobilen under hovedpuden. Det er desværre en dårlig vane hos mange unge.

- Headsæt *tilrådes* og uden bluetooth, selv om teknikken kan forbedre lydkvaliteten. Der findes luftrørsforbindelser (6)

- Der *tilrådes* afstand til andre mennesker, når mobilen er aktiv, og ikke mindst til gravide, børn og el-overfølsomme. Når mobilen bruges, bliver andre mennesker passivt bestrålet inden for et par meter. Når gravide mobilsnakker, og når der snakkes med et spædbarn i favnen, udsættes fosteret og spædbarnet for helbredsskadelig *passiv* bestråling.

Som nævnt er det vigtigt, at supplere ovennævnte råd med *advarsler* på grund af nye mobile bredbåndssignaler som WiFi og Wlan. Advarslerne er baseret på *erfaringer* efter installation af trådløse internetforbindelser på f.eks. skoler, biblioteker og

67

andre offentlige steder, hvor børn og voksne klager over WiFi bivirkninger (5). WiFi installationer er allerede lukket ned flere steder i udlandet.

Det er dybt uansvarligt, at der endnu ikke er igangsat eksperimentel forskning om WiFi virkninger på børn, for der er allerede installeret WiFi i mange danske skoler, og der er trådløs internetadgang i både tog og busser.

Lige nu foregår der en opgradering af 3G/UMTS signaler, så de også kan bruges til internetadgang. Signalkvaliteterne er ændret i en mere sundhedsskadelig retning med Turbo3G, der sammen med WiFi eller Wlan bredbåndssignaler øger den trådløse forurening kraftigt i det offentlige og private rum. Hvis signalerne blev vurderet som fødevarer, så var de for længst trukket tilbage fra markedet.

Derfor må det kraftigt påpeges, at det er klogt:

- At *bevare* faste telefon og computerforbindelser, selv om ledninger er umoderne. Faste forbindelser er data- og helbredssikre. Et fast abonnement er lige nu dyrere end et trådløst, men prisen for trådløs datatransmission kan blive stor på langt sigt.

- At *ophøre* med mobiltelefoni og brug af WiFi bredbånd til internet både privat og på arbejdspladsen, hvis man er gravid. Fostre kan ikke tåle mikrobølgebestråling, det har russiske og ægyptiske forsøg dokumenteret (7).

- At *minimere* mængden af trådløse signaler, hvor børn opholder sig. Børn skal ikke udsættes for mikrobølger fra WiFi routere i eget hjem. Hvis du allerede har en WiFi router, så sluk den i hvert fald om natten, så dine og naboens børn kan sove uden belastning fra WiFi signaler.

68

Børn skal heller ikke belastes af trådløse WiFi forbindelser til internet i skolen eller bruge egen mobil som arbejdsredskab, for mikrobølger nedsætter deres indlæringsevne.

Husk at fostre og børn er *fremtidens ressourcer*, og derfor skal vi skal passe rigtig godt på dem!

1. http://www.emfields.org/publications/hand book.asp
2. Camilla Ree og Magda Havas: (2009) *Public Health SOS: The Shadow Side of the Wireless Revolution"*, Createspace.
3. Bruun, Bente-Ingrid: (2009) *De trådløse samfund –* Myter & Fakta, BoD, Bilag C.
4. www.emfacts.com/weblog/?p=925
5. http://wifiinschools.org.uk
6. www.maxicom.se
7. Rezk A.; Abdulquawi, K.; Mustafa, R.M.; Abo El-Axm, T.H. & Al-Inany. H.: *Natal and neonatal responses following maternal exposure to mobile phones.* http://www.ncbi.nlm.nih.gov/pubmed/18246230?dop=Abstract

Nødvendige krav

Det er ikke nok at få anerkendt EHS som somatiske funktionsnedsættelser og arbejdsskader, selv om det er yderst påkrævet. Der må også stilles krav om *forebyggelse*, så antallet af EHS ramte kan mindskes. Det er også på høje tid, at gravide, børn og andre sårbare grupper *beskyttes* imod helbredsskadelige bestrålinger.

Men krav om trådløs forebyggelse er op imod nye retsakter fra EU. Ifølge R&TTE direktivet, 1999/5/EF, der angår radio og teleterminaludstyr samt gensidig anerkendelse af udstyrets overensstemmelse (1), er det ikke længere muligt at stille krav om godkendelse af nye trådløse bredbåndssendere, for markedsaktører skal blot udfylde en EF-overensstemmelseserklæring. Direktivet er *uansvarligt*.

Med den nye *frekvensregulering*, som angiveligt er teknologineutral, kan mobilselskaberne frit vælge at bruge nye modulations- og pulsationstyper, når de udskifter og opgraderer deres trådløse netværk, og placeringer af nye trådløse bredbåndssendere bliver ikke offentliggjort på IT- og Telestyrelsens mastedatabase (2).

Det er ikke sandt, at disse nye bredbåndssignaler ikke ændrer de nuværende strålingsmæssige aspekter i negativ retning, og dag for dag øges den *trådløse forurening* (3).

Det er godt, at der lægges fakta ud på internettet til gratis download om deres negative effekter (4).

Folkelige krav bliver mere og mere nødvendige, og kravene skal stilles til både politikere, sundhedsmyndigheder, kommuner, virksomheder og teleindustrien, for der *skal* iværksættes forebyggende proaktive handlinger Nu!

- Danske grænseværdier skal *nedsættes*, så signalstyrken bliver mindsket som i andre EU lande.
- Vi skal have *viden* om placeringer af alle trådløse sendere.
- Der skal vedtages en *aldersgrænse* for børns køb og brug af trådløse produkter.
- Der skal sættes *advarselsmærkate*r på trådløse produkter.
- Børn, unge og gravide skal *advares* imod helbredsskadelig trådløs teknik.
- Sundhedsstyrelsen skal *vejlede* om beskyttelse og afskærmning.
- Sundhedsstyrelsen skal igangsætte *"Tag hensyn"* kampagner.
- Kommuner skal etablere *frizoner* uden bestråling.
- DSB, Arriva m.fl. skal etablere *frizoner* i tog og busser.
- Der skal vedtages *regler* for, hvor tæt udendørs sendere må opsættes ved boliger, skoler og hospitaler
- Der skal vedtages *regler* for brug af indendørs sendere, der passivt bestråler naboer og børn.
- Den sundhedsfaglige vurdering af trådløs ikke-ioniserende bestråling skal hurtigst muligt *overflyttes* fra Center for Forebyggelse i Sundhedsstyrelsen til et tværfagligt ekspertteam med biofysiske og miljømæssige kompetencer andetsteds.
- Det allergologiske speciale skal *genoprettes*, så en frekvensoverfølsomhed kan blive udredt på kvalificeret vis.
- Arbejds- og miljømedicinere i Danmark skal *specialiseres*, så fejldiagnosticering af mennesker med EHS og MCS kan undgås i fremtiden.
- Sundhedsstyrelsen skal *samarbejde* med Det Danske Center for Miljøvurdering, et nyoprettet tværfagligt center på Aalborg Universitet, hvor professor Lone Kørnøv ser vurderinger af sundhed i miljøvurderinger som en udfordring (5).

I flere og flere lande arbejder *aktive borgere* målrettet:

- Imod opsætning af nye mastesendere.
- For nedtagning af sendere tæt på boliger og i offentlige institutioner som skoler og biblioteker.

- For lavere biologisk baserede grænseværdier.

Aktivistgruppen *Next-up* i Frankrig (6) er pt. meget aktiv, og virkeligheden bliver synliggjort på markant vis.
Der er også, som tidligere nævnt, aktive borgere i andre lande (7) (8) (9) (10), der synliggør skadevirkninger ved bestrålinger.
I Norge er der netop starter foreningen *Folkets Strålevern* (11).

I Danmark har vi desværre stadig *primært* en hovedrolle vedrørende udvikling af trådløs teknik på Ålborg Universitet og manipuleret teleindustribetalt forskning i Kræftens Bekæmpelses regi, hvor tyskeren *Joachim Schüz* er blevet fast ansat. J. S. har været industriernes mand lige siden hans doktorafhandling om leukæmi og EMF fra højspændingsledninger, og det samme gælder desværre for *Christoffer Johansen og Jørn Olsen*, der hver især på forskellige vis deltog i blandt andet Interphone studierne.
J. S. er nu tilknyttet IARC (International Agency for Research on Cancer) og han bliver snart præsident for BEMS (Bioelectromagnetics Society) (12).
Det er dybt foruroligende.

Derfor er vi nødt til at få en *åben debat* om mulige trådløse skadevirkninger i Danmark, og der afholdes en halvdags konference om *"Bagsiden af det trådløse samfund"* på Christiansborg lørdag d. 9. oktober 2010.
Konferencen arrangeres af Landsforeningen NaturSundhedsrådet, LNS, den danske EHS forening, oplysningsforbundet May Day og Mit Helbred, der både er et tidsskrift og forlag.
Det er muligt at tilmelde sig på e-mail bibruun@viljens-kraft.dk eller tlf. nr. 4593 8014.

På konferencen fremlægges *fakta* fra uafhængig biofysisk og anden forskning, hvis resultater betvivles af magtfulde teleindustrier, politikere og organisationer, der financierer

manipuleret epidemiologisk kræft/mobilforskning og
efterfølgende propaganderer for "no risk" i medier jorden
rundt.
Den svenske videnskabsjournalist *Mona Nilsson* kalder det et
bedrag, og hun afslører mørklægning af fakta i en ny bog (13).

Danske læger er nødt til at medtænke en mulig trådløs årsag,
når de stiller diagnoser, og der skal hurtigst muligt iværksættes
forebyggelse af trådløse helbredsskader på sårbare grupper.

Det skal være forbudt at sælge trådløse produkter, *før* de er
undersøgt for miljø- og helbredsskadelige bivirkninger.
Indtjening ved trådløst salg skal ikke fortsat være vigtigere end
vore børn og børnebørns helbred.

1. http://www.itst.dk/frekvenser-og-udstyr/lovstof/eu-direktiver/r-tte-direktivet
2. www.mastedatabasen.dk
3. www.fullsignalmovie.com
4. http://www.radiationresearch.org med "Rewire Me eMagazine"
5. *Stort miljøcenter åbner i Aalborg.* http://ing.dk/artikel/108318
6. www.next-up.org
7. http://www.thepeoplesinitiative.org
8. http://wifiinschools.org.uk
9. www.electrosmog.se
10. www.mast-victims.org
11. http://stralevern.no
12. http://microwavenews.com d. 9. juni 2010
13. Mona Nilsson: (2010) *Mobiltelefonins häsorisker: Fakta om vår tids största miljö- og hälsoskandal"* – http://www.epochtimes.se/articles/2010/06/07/19378.html

Fagord og forkortelser

Basestation	Indendørs eller udendørs antennesender.
Bioelektromagnetisme	
	Findes i alle levende organismer.
Bluetooth	Kortrækkende trådløs teknik.
Clusters	Sygdomsophobninger af f.eks. kræfttilfælde.
DECT	Digital Enhanced Cordless Telephone, en ledningsfri telefon med indendørs sender.
Digitalisering	Omkodning af et signal til O og 1tal'er.
EHS	ElectroHyperSensitivity, el-overfølsomhed.
EMF	ElektroMagnetisk Felt.
EMR	ElektroMagnetisk Radiation, dvs. bestråling.
Epidemiologi	Læren om sygdomsudbredning ud fra statistiske beregninger på store befolkningsgrupper (Cohorter). Angår ikke årsager. Kan let manipuleres!
Feltstyrke	Måles i Volt per meter (V/m).
Frekvens	Antal svingninger per sekund. Måles i Hz.
Fysiologi	Læren om organismers funktion.
GPS	Global Position Service. Satellitbaseret navigationsteknik.
Grænseværdier	Tekniske standards, ikke kun fra ICNIRP.
Hertz	Svingninger pr. sekund.
i2010	Markedsstrategi i EU for mobile bredbånd.
ICNIRP	Har fastsat meget høje tekniske grænseværdier.
Højfrekvent	Radiofrekvente bølger og mikrobølger.
Ikke-ioniserende stråler	
	F.eks. radiobølger og mikrobølger.
Immunologi	Læren om kroppens forsvar mod fremmede påvirkninger - ikke kun fremmede stoffer.
Infralyd	Dybe lyde under 20 Hz.
Ioniserende stråler	
	F.eks. røntgen. Kan slå en elektron af et atom.

74

Lavfrekvent magnetisk felt
Findes også ved sparepærer. Måles i Tesla (T).
Leukæmi Kræftsygdom med øget antal hvide
blodlegemer. Kan fremkaldes af kraftig EMF.
Lydstyrke Måles i decibel (dB).
Mastcelle Celletype i hud og slimhinder.
Mikrobølgeovn Opvarmer med mikrobølger, ofte 2,4GHz.
Mobiltelefon Udsender og modtager elektromagnetisk
stråling, EMR, der påvirker alt levende.
Mobilantenne Udsender EMR i alle retninger og uden
afstandskrav til boliger.
Mobile bredbånd
Sender ved 2,4GHz, dvs. med mikrobølger.
Modulerede Signalerne ændres efter et valgt mønster.
Netværk Basestationer dækker områder eller celler, der
er samlet i netværk, f.eks. et 3G netværk.
Non-termal Når effekter ikke skyldes opvarmning.
Provokationstest
Angår mulig overfølsomhedsreaktion.
Pulserende F.eks. pulserer digitale Radio og TV sendere
med strømstød og pauser.
RCNIRP Russisk Strålebeskyttelseskommission.
SAR *værdi* Specific Energy Absorption Rate. Fastsat ved
simulering. I EU er den 2watt/kg væv.
S*ignalstyrken* Måles i Watt (W/m2).
Stråler Stråler eller bølger bliver kortere og kortere fra
f.eks. MHz gennem GHz til THz.
TETRA Terrestial Trunked Radio. Moduleret og
pulseret trådløst kommunikationssystem.
Termal Med en opvarmningseffekt.
UMTS 3G mobilteknologi med digitaliserede,
pulserende og modulerede signaler til
billedkommunikation.
Wireless Access System
Trådløs adgang til internet. Wi-Fi, Wlan og
WiMax mobile bredbåndssystemer sælges pt.

Bøger, film, videoer og hjemmesider

Bøger:

Becker, Robert O. & G. Selden: (1985). *The Body Electric: Electromagnetism and the Foundation of Life.* William Morrow and Company, N.Y.

Becker, Robert O.: (1990). *The Promise of Electromedicine. The Perils of Electropollution.* Genoptrykt.

Levitt, Blake: (1995). *Electromagnetic Fields: A Consumer's Guide to the Issues and How to Protect Ourselves.* Genoptrykt.

Nordström, Gunni og Carl con Schéele: (1995). *FÄLTSLAGET om de elöverkänsliga.* Tidens förlag, Stockholm.

Lanctôt, Guylaine: (1995). *Medicinens Mafia.* Forlaget klitrose.

Nordström, Gunni: (2000). *Mörkläggning.* Electronikens rättslösa offer. Hjalmarsson &Högberg.

Brodeur, Paul: (1997). *The Zapping of America, Microwaves, Their Deadly Risk and the Cover up.* W.W. Norton Company.

Tegenfeldt, Clas: (2001). *Tål du el?* En bok om hälsa, elektricitet och teknik. Bilda Förlag.

Kane, Robert C.: (2001). *Cellular Telephone Russian Roulette.* A historical and scientific perspective. Vantage Press, N.Y.

Carlo, George & Martin Schram: (2001). *CellPhones: Invisible Hazards in the Wireless Age.* An Insider's Alarming discoveries about Cancer and Genetic Damage.

Topperup, Margit: (2001). *El-overfølsomhed – en sand gyser.* Eget forlag.

Lind, Rigmor Granlund og John Lind: (2002). *Svart på vitt. Röster och vittnesmål om elöverkänslighet.* Mimers Brunn Kundskapsförlaget.

Prehn, Hans: (2003). *Den store lyveskole.* Veje til penge, magt og berømmelse. JP bøger.

Ehdin, Sanna: (2003). *Det selvhelbredende menneske.* Forlaget Aschehoug.

76

Nordström, Gunni: (2004). *The Invisible Disease. The Dangers of Environmental Illnesses caused by Electromagnetic Fields and Chemical Emissions.* O Books.

Bøgh, Morten Julius: (2005). *Hvorfor stress og udbrændthed stiger.* Fra viden til visdom, Forlaget Sund nyt.

Hertz, Noreena: (2005). *Den tavse magtovertagelse.* Global kapitalisme og demokratiets død. Informations Forlag.

Nilsson, Mona og Marica Lindblad: (2005). *Spelet om 3G. Fakta och desinformation i det trådløse samhälle.* Medikament Faktapocket.

Philips, Alasdair & Jean Philips: (2006). *The Powerwatch handbook.* Simple ways to make you and your family safer.

Schjelderup, R.: (2006). *Elektromagnetismen og livet.* En konfrontation mellem to supermagter. Kolofon forlaget.

Goldberg, Gerald: (2006). *Would you put your head in a microwave oven?* Radiation Hazard, 2,46 GigaHertz. An emerging healthcare Crisis. AuthorHouse.

Ertresvåg, Per-Aslak: (2007). *Magten bak magten.* Koloritforlaget.

Bruun, Bente-Ingrid: (2009). *De trådløse samfund - Myter & Fakta*, BoD forlaget.

Ladberg, Gunilla: (2009). *Ett vackert fängelse.* På flykt från el och mobilstrålning. Gunilla Ladberg pedagogik og språk.

Kraus, Walter: (2009). *Mobilstråling.* Oslo, Spartacus.

Rees, Camilla & Magda Havas: (2009). *Public health SOS: The Shadow Side of the Wireless Revolution*, Createspace.

Nilsson, Mona: (2010). *Mobiltelefonins hälsorisker – Fakta om vår tids största miljö- och hälsoskansal.* ISBN: 978-91-633-3148-0

Film og videoer:

"The Insiders": Film. Magtmisbrug i tobaksindustrien.
"Erin Brockovich": Film. Kemisk vandforurening, 2000.
Talal Jabari: Dokumentarfilm om EHS i trådløse samfund
www.fullsignalmovie.com

Robert Sjunneson: Video. Målinger af antennesignaler i gamla stan i Stockholm.
http://www.mobilsmog.se/2009/03/en-unik-guidning-i-gamla-stan-i.html
L. Lloyd Morgan: Video. Krav om at Interphone resultaterne trækkes tilbage. http://vimeo.com/8109152
Thomas Grønborg: Video. Carsten Vagn-Hansen tager stilling til 9 myter i trådløse samfund.
http://www.youtube.com/user/EMRinformation
Magda Havas: Video. Personlig beretning fra EHS ramt.
http://magdahavas.com/2010/02/17/are-cell-phone-antennas-on-apartment-buildings-safe/

Hjemmesider:

http://bioinitiative.org/report/index.htm
                 Forskningsrapport, kritik af
                 ICNIRPs grænseværdier.
http://www.radiationresearch.org Engelsk, fakta og kritik.
http://www.microwavenews.com/index.html Amerikansk,
                 vigtig saglig kritisk stemme.
http://www.electromagnetichealth.org Mange oplysninger.
http://www.electricalpollution.com
                 Om trådløs forurening.

www.electrosmognews.de	Tysk, om elektroforurening.
www.der-mast-muss-weg.de	Tysk, forskning og advarsler.
www.burgerwelle.de	Tysk med engelsk version.
www.icems.eu	Uafhængig forskning.
www.mobilsmog.se	Svensk, signalmålinger i byer.
www.iemfa.org/	Ny. Sundhedsfarer v. EMR.
www.voreboernsfremtid.dk	Om danske protester m.m.
www.safewireless.org	Dr. Carlos hjemmeside.
www.electricalpolution.com	Canadisk, forskning og kritik fra Magda Havas.
www.monanilsson.se	Svensk journalist og forfatter, også franske nyheder.

http://vagbrytaren.org	Svensk, salg af bogen "Ett vackert Fängelse".
www.tryggmobil.no	Norsk, om mobilprodukter.
www.tesla.ru	Russisk, EMF forskning og strålingsmyndigheder.
www.next-up.org	Vigtig fransk aktivistside.
http://wifiinschools.org.uk	WiFi i engelske skoler.
www.powerwatch.org.uk	Fakta og håndbog. Køb via

http://www.emfields.org/publications/handbook.asp
http://www.emfields.org:80/news.asp Fin opdatering.
http://www.thepeoplesinitiative.org

	Amerikanske aktivister.
http://expelcelltowers.org	Amerikanske aktioner mod mobilmaster nær skoler.
http://www.stopumts.nl	Hollandske aktivister.
www.mast-victims.org	Webmasteren er dansk.
www.feb.se	Svensk, ældste EHS side.
www.felo.no	Norsk EHS side.
www.ehsf.dk	Dansk EHS side.
http://www.es.-uk.info	Engelsk EHS side, flyers.
www.detect-protect.com	Salg af elektrosmogdetektor.
www.ehsfri.com	Dansk salg af selvsamme.

www.maxicom.se/Maetinstrument.htm
Svensk, salg af måleudstyr.
www.dustin.se/pd_5010082097.aspx
Salg af WiFi Finder Plus.

http://www.feltfri.dk	Opmåling af EMF og EMR.
http://emf.mercola.com	Dr. Mercola`s udmeldinger.
www.emfsafetystore.com	Salg af måleinstrumenter m.m.

www.eloverkanslig.se/sidor/sanering.htm
Salg af beskyttelsesmidler.

http://yshield.eu	Salg af afskærmningsmidler

http://www.q-linkproducts.com/Scripts/default.asp
Salg af alternativt produkt.
http://www.humanfirewall.com/DK/rayguardbestilling.htm
Salg af alternativt produkt.

Husk

Signaler til dit trådløse forbrug – når som helst og hvor som helst – bestråler alle **passivt** fra **udendørs** mastesendere døgnet rundt. Du medbestråler andre inden for et par meter, når du bruger en mobil i f.eks. tog og forretninger.

Signaler fra **indendørs** mobile bredbåndssendere fra f.eks. en WiFi router, bestråler andre **passivt** inden for flere hundrede meter! Tænk på din nabo eller genbo. Sluk din router, når den ikke bruges, og snak med din nabo om mulige bivirkninger.

Som trådløs bruger bedes du venligst **tage hensyn** til:

Gravide
Børn
Syge
Ældre
og
El-overfølsomme

Hvis du **nedsætter** dit trådløse forbrug og ikke går trådløst på internettet – hvor som helst, og når som helst -, er sandsynligheden mindre for, at du selv, din familie, vi andre samt vore børn og børnebørn bliver **miljøofre**.

På forhånd tak.